国家卫生健康委员会住院医师规范化培训规划教材

医学伦理学实践

第 2 版

主　审　王明旭
主　编　李宗芳　张　欣
副主编　杨　薇　王兆良　杨同卫

人民卫生出版社

·北京·

图书在版编目（CIP）数据

医学伦理学实践/李宗芳，张欣主编. —2版. —
北京：人民卫生出版社，2021.1（2023.7重印）
国家卫生健康委员会住院医师规范化培训规划教材
ISBN 978-7-117-31053-6

Ⅰ. ①医… Ⅱ. ①李…②张… Ⅲ. ①医学伦理学－
职业培训－教材 Ⅳ. ①R-052

中国版本图书馆 CIP 数据核字（2021）第 003848 号

人卫智网	www.ipmph.com	医学教育、学术、考试、健康， 购书智慧智能综合服务平台
人卫官网	www.pmph.com	人卫官方资讯发布平台

医学伦理学实践
Yixue Lunlixue Shijian
第 2 版

主　　编：李宗芳　　张　欣
出版发行：人民卫生出版社（中继线 010-59780011）
地　　址：北京市朝阳区潘家园南里 19 号
邮　　编：100021
E - mail：pmph @ pmph.com
购书热线：010-59787592　010-59787584　010-65264830
印　　刷：北京市艺辉印刷有限公司
经　　销：新华书店
开　　本：850×1168　1/16　印张：8
字　　数：271 千字
版　　次：2014 年 11 月第 1 版　　2021 年 1 月第 2 版
印　　次：2023 年 7 月第 3 次印刷
标准书号：ISBN 978-7-117-31053-6
定　　价：39.00 元

打击盗版举报电话：010-59787491　E-mail：WQ @ pmph.com
质量问题联系电话：010-59787234　E-mail：zhiliang @ pmph.com

编者名单

王兆良　安徽医科大学
牛朝诗　中国科学技术大学附属第一医院
邓　蕊　山西医科大学
关　健　中国医学科学院北京协和医院
李宗芳　西安交通大学第二附属医院
杨　薇　吉林大学第二医院
杨同卫　山东大学
何爱丽　西安交通大学第二附属医院
张　欣　中南大学湘雅医院
陈　化　南方医科大学
欧阳静　陕西中医药大学
赵永恒　昆明市第一人民医院 / 昆明医科大学附属甘美医院
袁蕙芸　上海交通大学医学院附属仁济医院
常运立　海军军医大学
路　玲　河北医科大学第二医院

出 版 说 明

为配合 2013 年 12 月 31 日国家卫生计生委等 7 部门颁布的《关于建立住院医师规范化培训制度的指导意见》，人民卫生出版社推出了住院医师规范化培训规划教材第 1 版，在建立院校教育、毕业后教育、继续教育三阶段有机衔接的具有中国特色的标准化、规范化临床医学人才培养体系中起到了重要作用。在全国各住院医师规范化培训基地四年多的使用期间，人民卫生出版社对教材使用情况开展了深入调研，全面征求基地带教老师和学员的意见与建议，有针对性地进行了研究与论证，并在此基础上全面启动第二轮修订。

第二轮教材依然秉承以下编写原则。①坚持"三个对接"：与 5 年制的院校教育对接，与执业医师考试和住培考核对接，与专科医师培养与准入对接；②强调"三个转化"：在院校教育强调"三基"的基础上，本阶段强调把基本理论转化为临床实践、基本知识转化为临床思维、基本技能转化为临床能力；③培养"三种素质"：职业素质、人文素质、综合素质；④实现"三医目标"：即医病、医身、医心；不仅要诊治单个疾病，而且要关注患者整体，更要关爱患者心理。最终全面提升我国住院医师"六大核心能力"，即职业素养、知识技能、患者照护、沟通合作、教学科研和终身学习的能力。

本轮教材的修订和编写特点如下：

1. 本轮教材共 46 种，包含临床学科的 26 个专业，并且经评审委员会审核，新增公共课程、交叉学科以及紧缺专业教材 6 种：模拟医学、老年医学、临床思维、睡眠医学、叙事医学及智能医学。各专业教材围绕国家卫生健康委员会颁布的《住院医师规范化培训内容与标准（试行）》及住院医师规范化培训结业考核大纲，充分考虑各学科内亚专科的培训特点，能够符合不同地区、不同层次的培训需求。

2. 强调"规范化"和"普适性"，实现培训过程与内容的统一标准和规范化。其中临床流程、思维与诊治均按照各学科临床诊疗指南、临床路径、专家共识及编写专家组一致认可的诊疗规范进行编写。在编写过程中反复征集带教老师和学员意见并不断完善，实现"从临床中来，到临床中去"。

3. 本轮教材不同于本科院校教材的传统模式，注重体现基于问题的学习（PBL）和基于案例的学习（CBL）的教学方法，符合毕业后教育特点，并为下一阶段专科医师培养打下坚实的基础。

4. 充分发挥富媒体的优势，配以数字内容，包括手术操作视频、住培实践考核模拟、病例拓展、习题等。通过随文或章节二维码形式与纸质内容紧密结合，打造优质适用的融合教材。

本轮教材是在全面实施以"5+3"为主体的临床医学人才培养体系，深化医学教育改革，培养和建设一支适应人民群众健康保障需要的临床医师队伍的背景下组织编写的，希望全国各住院医师规范化培训基地和广大师生在使用过程中提供宝贵意见。

融合教材使用说明

本套教材以融合教材形式出版,即融合纸书内容与数字服务的教材,读者阅读纸书的同时可以通过扫描书中二维码阅读线上数字内容。

如何获取本书配套数字服务?

第一步:安装 APP 并登录	第二步:扫描封底二维码	第三步:输入激活码,获取服务
扫描下方二维码,下载安装"人卫图书增值"APP,注册或使用已有人卫账号登录	使用 APP 中"扫码"功能,扫描教材封底圆标二维码	刮开书后圆标二维码下方灰色涂层,获得激活码,输入即可获取服务

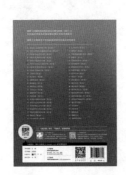

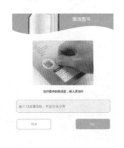

配 套 资 源

➤ **电子书:《医学伦理学实践》(第 2 版)** 下载"人卫 APP",搜索本书,购买后即可在 APP 中畅享阅读。

➤ **住院医师规范化培训题库** 中国医学教育题库——住院医师规范化培训题库以本套教材为蓝本,以住院医师规范化培训结业理论考核大纲为依据,知识点覆盖全面、试题优质。平台功能强大、使用便捷,服务于住培教学及测评,可有效提高基地考核管理效率。题库网址:tk.ipmph.com。

主审简介

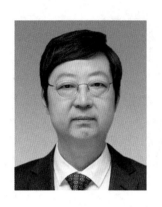

王明旭

　　教授,博士研究生导师。现任西安交通大学公共卫生学院卫生改革与发展研究中心主任,《中国医学伦理学》杂志主编,《中华医史杂志》副总编,中国卫生法学会常务理事,中国性学会常务理事,中华医学会医学伦理学分会副主任委员,中国医师协会整合医学分会整合医学人文专业委员会主任委员。

　　从事教学工作至今35年。主编与参编著作、教材80余部,发表学术论文200余篇。获得教学科研奖励8项。主持召开国际会议5次。

主 编 简 介

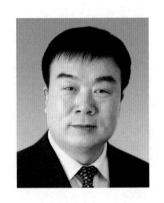

李宗芳

教授，博士生导师。现任西安交通大学第二附属医院院长，住院医师规范化培训基地主任，药物临床研究机构主任。兼任国际肝胆胰协会会员，中华医学会外科学分会委员、脾脏及门静脉高压学组副组长，教育部临床医学专业实践教学指导分委员会委员，《中华实验外科杂志》《国际外科学杂志》等副总编，《中华医学伦理学》编委。国家自然科学基金及科技部、教育部、陕西省科技评审专家，"新世纪百千万人才工程"国家级人选，教育部"长江学者与创新团队发展计划"创新团队带头人；享受国务院政府特殊津贴专家，"中国医师奖"获得者。

主持国家级、省部级科研项目共计 20 余项；获得国家职务发明专利 14 项。发表论文 400 余篇，SCI 收录 200 余篇。主编（译）、参编（译）国家规划教材、专著等 30 部。

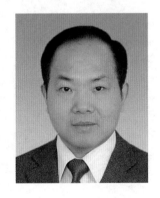

张 欣

教授，博士生导师，中南大学"升华学者计划"特聘教授。现任中南大学湘雅医院党委书记，兼任中华医学会医学伦理学分会委员、中华医学会耳鼻咽喉科 - 头颈外科学分会委员。

长期从事耳鼻咽喉头颈肿瘤以及嗓音医学研究，同时，在国际合作、医学伦理学研究等方面开展了大量工作。主持美国国立卫生研究院（NIH）生命伦理学国际重大合作项目、国家社会科学基金重大项目、863 计划项目、重大新药创制项目、国家自然科学基金项目等共计 16 项国家级科研项目；在 *Cancer Research*、*Clinical Cancer Research*、《伦理学研究》等国内外杂志上发表论文 50 多篇，主持和参加国际学术会议 30 余次。

副主编简介

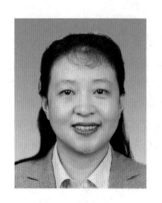

杨　薇

教授，博士生导师。现任吉林大学第二医院副院长，担任中华医学会医学伦理学分会青年副主任委员、中国医师协会神经内科医师分会委员、吉林省医学会医学伦理学分会副主任委员、吉林省预防医学会副会长、吉林省医学会神经病学分会副主任委员等。

从事医学本科生、研究生、住培生和留学生教学工作24年。主持国家自然科学基金项目、国家科技重大专项以及省部级课题20余项，获得吉林省科学技术进步奖等10余项，近年发表学术论文60余篇。

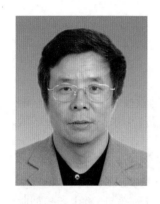

王兆良

教授，硕士生导师。现任安徽医科大学人文关怀研究中心主任，安徽省马克思主义学会名誉会长，中国历史唯物主义学会理事。

从事哲学、心理学和马克思主义理论的教学和研究工作36年。承担省部级课题20余项，出版《医学人文教育概论》等著作／教材12部，发表论文100余篇，获省教学成果二等奖2项、省社会科学优秀成果三等奖1项、省高校人文社会科学研究优秀成果三等奖1项。

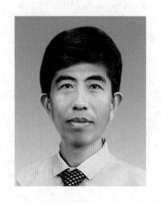

杨同卫

副教授，硕士生导师，山东大学基础医学院。中国自然辩证法研究会医学哲学专业委员会理事，山东省医学伦理学学会常务理事、副秘书长。《中国医学人文》杂志编委。

从事教学工作至今21年，国家精品资源共享课程"医学伦理学"主讲教师，山东省精品课程"哲学与人生"主讲教师，中国大学慕课"医院管理学"主讲教师。曾获山东省科学技术进步二等奖（第2位）。

前　言

医学是一门特殊的学科，它是一门自然学科，同时也涉及人文学科和社会学科。在医疗实践中，要求医务工作者有扎实的医学基础理论和实践能力，同时又要注重对患者的人文关怀和保护，使医疗行为符合伦理学的要求。

本教材是国家卫生健康委员会住院医师规范化培训规划教材之一，主要为满足住院医师规范化培训而编写。根据毕业后教育以临床为中心的特点，本书尽量避免与临床医学专业五年制及八年制教材的重复，同时做好"基本理论向临床实践、基本知识向临床思维、基本技能向临床应用"的转化。基于以上指导思想，本书在第1版的基础上进行了若干修改和补充，具体如下。

本教材主要增加了4处内容：①结合住院医师规范化培训理论考核大纲的内容，增加了第四章"医患关系中的伦理问题"；②考虑目前医学研究中存在学术不端行为，增加了第五章第四节"医学研究人员的行为规范和道德准则"；③考虑目前生物诊疗技术的发展，增加了第七章第四节"生物诊疗技术伦理"；④为了增强学生对理论知识的理解及在实践中的应用，增设了伦理学案例分析的章节（第八章"临床手术科室的伦理学实践"和第九章"临床非手术科室的伦理学实践"），以案例为引导，提出临床工作中的伦理学问题，然后通过简短的理论叙述和操作原则，指导住院医师正确处理相应的伦理学问题，增加教材的实用性。

本教材在章节安排上主要进行了3处修改：①在临床诊疗过程中，知情同意和隐私保护是共性伦理问题，因此将第1版中的第三章"临床诊疗中的知情同意"和第四章"临床诊疗中的隐私保护"合并为本版第三章"临床诊疗中的共性伦理问题"。②考虑第1版中第五章"涉及人体医学研究的伦理"的内容涉及动物权益保护，因此将题目调整为"医学研究中的伦理问题"，并将医学研究中的动物权益保护单独成节讲述。③人类辅助生殖技术、器官移植均是特殊的临床治疗技术，因此将第1版中第七章"新技术应用中的伦理问题"与第八章"器官移植伦理"合并为本版第七章"特殊医学诊疗技术应用中的伦理问题"。

本书编者来自国内多所院校，均有着丰富的临床与伦理学经验，在教材的编写过程中，全体编委认真编写并反复互审和修改，在此表示衷心的感谢，一并感谢西安交通大学第三附属医院尚琪医师为本书出版所做的大量工作。

虽然全体编写人员付出了辛勤的劳动，但由于水平和经验所限，书中难免会存在不完善之处，恳请各位同道批评指正。

李宗芳　张　欣

2021年3月

目　　录

第一章　绪　论

医学伦理学是伦理学的分支学科，是研究医学道德的科学。随着医疗新技术的发展和医疗模式的改变，生命科学与医学领域的道德问题和伦理挑战日益突出，医学伦理学的重要性日益凸显，因此学习和研究医学伦理学具有十分重要的意义。

第一节　医学伦理学概述

一、医学伦理学基本概念

医学是维护人的生命与健康的科学，所以其本身就含有伦理因素。医学临床实践、医学科学研究和其他医学活动过程中都体现着伦理价值和道德追求，因此医学离不开伦理学的指引。

医学伦理学是指运用一般伦理学原理研究解决医疗实践和医学发展中道德问题的学科，它是医学的重要组成部分，又是应用伦理学的重要分支，是伦理学与医学有机交融形成的交叉学科，具体包括医德基本理论、医德规范体系、医德实践、医德难题等。

二、医学伦理学发展历史

案例 1

三国时代，江西名医董奉不但精于医术，而且品行高尚。他隐居庐山，每日给人治病，从不索取报酬。患者痊愈后，凡来感谢者，病轻的让其种杏树一棵，病重的让其种杏树五棵，不到十年，董家周围的杏树蔚然成林。杏子成熟后，董奉把杏子换成粮食，专门去接济贫苦百姓和那些出门在外而经济困难的人们。每年都有两万多人得到他的帮助。这就是流芳千古的"杏林佳话"。后人便常用"杏林春暖""誉满杏林"来表达对医生的感激和敬意。在中国民间，"杏林"甚至成为医务界的代称。

案例 2

公元前 430 年，雅典发生了可怕的瘟疫，许多人突然发烧、呕吐、腹泻、抽搐，身上长满脓疮、皮肤严重溃烂。患病的人接二连三地死去，没过几日，雅典城中便随处可见来不及掩埋的尸首。对这种致命的疾病，人们唯恐避之不及。但此时希腊北边马其顿王国的一位御医，却冒着生命危险前往雅典救治。他一面调查疫情，一面探寻病因及解救方法。不久，他发现全城只有一种人没有染上瘟疫，那就是每天和火打交道的铁匠。他由此设想，或许火可以防疫，于是在全城各处燃起火堆来扑灭瘟疫。这位御医就是被西方尊为"医学之父"的古希腊著名医生、欧洲医学奠基人希波克拉底。

医学伦理学经历了三个发展阶段及三种发展形态，即古代的医德学、近现代的医学伦理学和当代的生命伦理学。

（一）古代医德学（medical morals）

医德学是医学伦理学的最初形式，亦称传统的医学伦理学，我国古代和西方中世纪以前的医学伦理学都属于这种形式。当时并未有"医德学"这个概念，也没有形成系统的理论体系，尚不能称为一门学科，只是今天我们研究当时的医学伦理思想，而冠以这一名称。古代的医德学主要与经验医学及个体行医相联系，当时的医学伦理关系基本上是医患关系，医学伦理实践强调的是医师的道德自律。医德学的主要内容是医师的行医戒条和行医美德。医德学思想主要散载于当时医学典籍和体现在医家的身体力行之中。上述两个代表性案例就是中西方古代医德思想的反映。

（二）近现代医学伦理学（medical ethics）

1803年英国托马斯·帕茨瓦尔（Thomas Percival）的《医学伦理学》一书的出版标志着近现代医学伦理学的出现。此时的医学已经超越了经验医学阶段，实验医学兴起，生物医学模式得以确立，医学发展突飞猛进，医疗卫生开始发展成为社会性事业。医学伦理关系不再仅仅局限于医患关系，而且包括医疗机构与医疗机构之间、相同专业医师之间、不同专业医师之间的医医关系。医学伦理实践由过去医师个体自律，转变为医界的行业自律，强调医师职业精神（medical professionalism）。近现代医学伦理学的主要内容是医学行业组织（如医师协会）制定的行业规范。

（三）当代生命伦理学（bioethics）

20世纪中后期，生物医学新技术的出现及其在临床上的应用，引发了大量社会伦理问题，引起了人们的广泛关注和深刻讨论，从而催生了生命伦理学。生命伦理学是近现代医学伦理学的进一步发展，它不仅研究并回答了医学科学高度发展引发的医学伦理难题，而且将视野由医疗卫生领域扩大到生命与健康科学的各个领域。1971年，波特在《生命伦理学：通向未来的桥梁》一书中，首先使用了"生命伦理学"一词。1978年，美国肯尼迪伦理学研究所编辑出版的《生命伦理学百科全书》认为，生命伦理学是根据道德价值和原则对生命科学和卫生保健领域内的人类行为进行研究的科学。生命伦理学内容涉及生命复苏和生命维持技术、人类辅助生殖技术、人体器官移植、人体试验、人类基因技术、卫生改革与政策等诸多问题，其焦点集中在生与死两端。此时的医学超越了生物医学模式，生物 - 心理 - 社会医学模式得以确立，使人们普遍感到有必要对医学科学发展和医疗卫生实践进行伦理干预。

三、医学伦理学的价值与作用

医学伦理学不仅是研究医学道德的理论科学，而且具有与医学实践联系紧密的鲜明特征。从涉及人的生物医学研究中受试者的保护到医患关系的协调，从高新技术的临床应用到脑死亡标准的制定，从医务人员的医德培训、考核到伦理查房，其运用范围越来越广，受重视程度也越来越高。

（一）医学伦理学的价值

1. 医学伦理学已成为现代医学的重要组成部分　随着人们对现代医学认识的不断深化，人们的医学观也已经发生了转变。尤其是20世纪以来，医学模式由传统的生物医学模式转变为现代生物 - 心理 - 社会医学模式，人们从只着眼于生物因素研究医学，转变为从生物、心理、社会、环境等多角度去认识和研究人类疾病和健康。

根据医学发展的趋势及所涉及的内容，人们提出了新的医学分类方法：医学是由自然科学和人文社会科学有机组合的学科群，因此可以分为生物医学和人文社会医学两大部分。而医学伦理学作为人文医学的核心学科，已经成为现代医学体系的重要组成部分。

2. 医学伦理学是应用伦理学的分支　医学伦理学属于应用伦理学，是一般伦理学理论在医疗卫生实践中的具体应用。根据道德规范的理论体系，医学伦理学可作为应用的规范伦理学。规范伦理学包括普通规范伦理学和应用规范伦理学。

第一，医学伦理学离不开伦理学理论指导，如在处理稀有医疗资源分配中要用到伦理学的"公正原则"，再如患者的知情同意权利，来源于伦理学的自主原则等。

第二，伦理学在医学这一具体领域中的应用，又有其特殊性。例如"讲真话""诚实"是一般的社会道德原则，但在医学领域中应用此原则却有极大的灵活性。有时为了患者利益，暂时或永远隐瞒真实情况，可以得到伦理学的支持。

第三，伦理学在医学领域中的应用，必将充实、完善自身理论，例如医学伦理学生命价值原则的提出，不仅在医学道德中有重要作用，而且影响到整个社会的道德观念。

（二）医学伦理学的作用

案例3

早在1994年，美国兰德公司的一份研究报告就表明：50%的剖宫产、27%的子宫切除和16%的扁桃体切除是毫无必要的。2010年1月《柳叶刀》在其网站发表的一份研究报告称，中国的剖宫产率高达46.2%，高于世界卫生组织推荐的上限3倍以上；我国冠心病PCI（经皮冠状动脉介入治疗）应用率达90%~95%，而一般要求控制在20%左右；CT检查的阳性率要求达到80%，而我国的CT检查阴性率常在80%，即100人中有80人经CT检查没有任何阳性发现；至于抗生素的滥用则更为普遍和严重，一些基层医院甚至达到了72%~78%。

案例4

某报纸的一名读者来电，讲述了一件让她纠结的事情。这位读者曾在某家医院分娩，阵痛时挣扎呼叫。接生大夫训斥："喊什么喊，就你怕疼！""医生，我对疼痛敏感……"她有气无力地说。"别人就不敏感啦！你这么喊对其他产妇什么影响？"后来，她终于咬牙生出宝宝。年轻的接生大夫边给她缝合侧切的伤口，边跟护士抱怨："今后绝不让我的女儿当医生，又苦又累又脏……"

案例5

张孝骞是著名医学家、医学教育家、我国西医学的先驱，而他自己说得更多的是"我是一个医生"。一天，北京协和医院内分泌科病房住进了一位患者。他下肢沉重，活动困难达三年之久，医生们诊断的结果是腰肌劳损、类风湿关节炎和骨软化症。经X线检查发现患者的骨盆、双手、腰椎等部位呈普遍骨质脱钙及病理性骨折状。他按常规服用维生素D和乳酸钙、磷酸盐以后，症状未见好转。这使大夫们感到困惑。

张孝骞被邀来会诊。他询问了病史，认真翻阅了病历，决定亲自为患者做一次查体。突然，张孝骞在患者右侧腹股沟处发现了一个不大的肿物，而这个肿物此前没有引起大夫的注意。张孝骞仔细检查了肿物的形状、大小和硬度，对在场的大夫们说："这大概就是病根！这个肿块可能分泌某种激素类物质，导致钙磷代谢的异常。"

医生为患者切除了肿块。术后，患者的骨症状很快好转，周身疼痛症状也逐渐改善。病理诊断证实，肿物为一间叶瘤。这是一个极为罕见的病例，在以前的世界医学文献中，总共只有过7次报道。

案例6

有一位患者因痰中带血、下肢水肿入院。化验结果尿中有红细胞。主管医生诊断为肺-肾出血综合征。张孝骞参加了会诊，在对患者进行了初步检查后，同意了这个诊断。回到办公室，他总觉得心里不踏实。他想，就一般情况而言，这个诊断是没有问题的，但会不会有例外？第二天他又到病房为患者做了一次检查，发现患者腿部静脉有点异常。根据这个线索追踪下去，发现病源不是肺-肾出血综合征，而是移形性血栓静脉炎，正是这种静脉炎造成了肺、肾脏等多种脏器损害，给人以假象。后来，按照新的诊断对患者进行治疗，病情很快好转。

案例7

从1932年开始，美国公共卫生署（Public Health Service，PHS）在亚拉巴马州塔斯基吉医院，对黑色人种进行了一项"梅毒不治疗病程将如何进展"的研究，目的在于确定慢性梅毒的损伤哪些是由感染引起的，哪些是由治疗引起的。当时治疗梅毒应用的是重金属，如砷、铋、汞等对人体有害的物质。1945年青霉素已经广泛使用，这是一种治疗梅毒既安全又有效的药物。然而在1945年之后，原先的梅毒研究方式并未停止，直到1971年一家媒体的记者揭露了此事，此项研究才被迫终止。

1. 引导医学发展的方向 医学的发展与医学伦理关系密切。当今医学发展迅速，高新技术层出不穷，并迅速在临床上广泛使用，如基因治疗、生殖技术、克隆技术、脑科学与行为控制等，这些技术既可以造福人类，也可能被人滥用，这就需要医学伦理价值取向和道德规范的正确引导。案例3提供的资料和数据令我们深思和警醒。

医学伦理学要求重视生命质量,谋求生命神圣与生命质量的统一,因此医学的宗旨就是要实现全民健康,为人类健康提供全方位的服务。

2. 造就德艺双馨的医生 一般而言,职业道德品质是专业人员的必备素质。一个合格的专业工作者,除了需要健康的体格外,还必须具备熟练的专业知识技能和高尚的职业道德品质,即德才兼备。从医学的特殊意义上来看,医学职业道德品质对于医学专业人员更为重要。这是因为医学的服务对象是生命受到伤病威胁的人,医务人员的职业道德如何,直接影响防治疾病的效果,关系到患者的安危。

案例4中的接生大夫缺乏职业精神,难以赢得患者的尊重和信任。要成长为有名望、有成就的医学大家,则必须从技术和医德两个方面不断提高和完善自己,案例5和案例6中张孝骞的故事给了我们很好的启迪,张孝骞是我们学习的榜样。

3. 指导处理临床诊疗中的伦理问题 随着医学科技发展、卫生体制改革、公众道德观念转变及社会变迁,在医学科研和临床实践中经常会出现很多新的伦理问题。要处理这些伦理问题,就要求医务人员必须具有医学伦理思维能力。

所谓医学伦理思维能力,是指运用医学伦理学的理论和规范,发现、分析、解决、评价医学问题的能力。它包括较强的伦理意识,较高的医学伦理问题识别及决策能力、医学伦理评价和医德修养能力。不断学习是提高医学伦理思维能力的关键。

4. 规范医学临床研究 20世纪70年代以来,生物医学科学研究飞速发展,它要求人们反思社会变化,反省医学科学技术进步对全球和人类未来的影响,反思科学研究、伦理规范和学术自由三者之间的关系。

医学伦理委员会根据医学伦理原则对医学研究进行审查,就可以较好地规范涉及人的生物医学研究行为。医学伦理委员会通过论证、反思和讨论人体研究项目的手段和目的,对研究项目进行风险和利益评估,对研究项目的实施过程进行监督和干预。既维护了受试者的利益,同时也维护了医学的声誉,从根本上保证了医学的健康和可持续发展。案例7中的研究严重违背了医学伦理原则,加上缺乏医学伦理委员会的审查与监督,以致损害了受试者的利益,影响了医学的声誉,是必须引以为戒的历史教训。

5. 指导卫生改革和发展的价值取向 当前,我国医药卫生事业发展水平与人民群众健康需求之间的矛盾还比较突出,城乡和区域医疗卫生事业发展不平衡,医疗保障制度不健全,药品生产流通秩序不规范,医院管理体制和运行机制不完善。因此,迫切需要深化医药卫生体制改革。

医药卫生体制改革是一项涉及面广、难度大的社会系统工程,价值取向的选择是改革能否成功的关键。医学伦理学可以通过促进价值取向和实现机制的正确选择,为深化医药卫生改革提供指导。

6. 有助于构建和谐的医患关系 良好的医患关系是医疗活动顺利开展的必要基础。从诊断方面看,医患之间没有充分的交往,医生就往往采集不到确切的病史资料。从治疗方面看,医患之间只有进行充分的交流,患者的依从性才能更好,有助于疗效的提高。此外,融洽的医患关系能造就良好的心理气氛和情绪反应,一方面可以让患者消除疾病所造成的心理应激,另一方面可以让医生获得职业满意感和成就感。

医学伦理学中医患关系模式、医患双方权益、医患沟通、医德修养、医学伦理决策等理论可以为建立良好医患关系提供理论指导。

第二节 医学伦理学基本原则

医学伦理学的基本原则经历过多种说法并得到不断发展,目前影响较大的生命伦理基本原则是美国的"四原则说"。

"四原则说"是在1979年由比彻姆(T.L. Beauchamp)和查尔瑞斯(J.F. Childress)在其合著的《生物医学伦理学原理》一书中提出和阐释。具体包括尊重原则、不伤害原则、有利原则、公正原则。四原则也是生命伦理的基本原则。该原则被美欧等许多医学组织视为医生执业行为的准则,并作为一种较为成熟的医学伦理学思想方法,被越来越多的国家接受或借鉴。

一、尊重原则

(一)尊重原则的含义

尊重原则(the principle of respect for autonomy)是指在诊疗过程中,医务人员尊重患者的伦理原则。其合理性源于患者享有人格权和医疗自主权,所以在欧美也称之为自主原则。尊重原则是现代生物 - 心理 - 社会医学模式及医学人道主义基本原则的必然要求和具体体现,是保障患者根本权益的前提基础,也是建立和谐医患关系的必要条件。

尊重原则的实现取决于医务人员对其合理性的认同,以及对医患平等关系的认可和构建。

（二）尊重原则的内容

概言之,尊重原则就是尊重患者,临床医学的基本点是为患者服务,而服务的基本职业品德是对人的尊重。医务人员只有尊重患者,患者才会信任医生,才能建立真诚的医患关系,从而维护正常的医疗活动,避免或减少医疗纠纷发生。

其主要内容如下:

1. 尊重患者的人格权　患者享有人格权是尊重原则的伦理基础。所谓人格权,就是一个人生下来即享有并应该得到肯定和保护的权利。人格权分为物质性人格权和精神性人格权,前者主要包括身体权、健康权、生命权;后者包括姓名权（名称权）、肖像权、自由权、名誉权、贞操权、隐私权、婚姻自主权。医学诊疗过程中涉及的人格权主要包括患者的生命及其价值、隐私权。

（1）尊重患者的生命及其价值:生命是人存在的基础,是人的根本利益所在。尊重人的生命及其价值是医学人道主义的最根本要求,是医学道德的基础。尊重患者生命及价值首先要尽力救治患者,维护其生命的存在,这是对人的生命神圣性的尊重;其次,要通过良好的医疗照护提高患者生命质量,维护生命价值,这是尊重患者人格生命的具体要求。

（2）尊重患者的隐私权:隐私一般是指那些与他人和公共利益无关的私人事务。隐私权是指个人隐私不受他人侵犯的权利。主要包括两个方面:一是个人的私密性信息不被泄露,二是身体的隐秘部位不被随意观察。医疗职业的特点决定了医生常常可以了解到患者的某些隐私,涉及患者从未向他人袒露过的身心领域,医生有义务为患者保守秘密,也有义务在给患者实施检查治疗时保护患者隐秘部位不被他人观察。

2. 尊重患者的自主权　"自主"指自我选择、自由行动及依照个人的意愿自我管理和自我决策。患者自主权是指具有行为能力并处于医疗关系中的患者,在医患交流之后,经过深思熟虑,就有关自己疾病和健康的问题所做出合乎理性的决定,并据此采取负责任的行动。自主权是患者最基本的权利之一,与其生命价值和人格尊严密切相关。

患者自主权的实施需要具备如下前提条件:第一,有赖于医务人员提供适量、正确并且患者能够理解的诊疗信息;第二,患者具有自我选择和自我决定能力;第三,患者的自主选择不与他人、社会利益发生冲突。

在尊重患者自主权的实践过程中,必须处理好患者自主与医方做主之间关系,尤其要正确运用医疗干涉权。当遇到下列情况时,医方做主才是合理和必需的:①患者昏迷,病情十分危急,需要立即进行处置和抢救,来不及获取患者家属知情同意;②患者将治疗权全权授予医生;③"无主"（身边没有任何人代行其自主权）患者需要急诊急救,而本人不能行使自主权;④患者患有对他人、社会有危害的疾病而又有不合理的要求或做法。

尊重患者自主权,绝不意味着放弃或者减轻医方的道德责任,也不意味着完全听命于患者或家属的错误意愿和要求,而是要充分考虑患者利益,积极承担医生应尽的责任。

二、不伤害原则

（一）不伤害原则的含义

不伤害原则（the principle of nonmaleficence）是指医务人员的医疗行为要避免对患者造成不应有伤害的伦理原则。不伤害原则是底线原则,是对医务人员的最基本要求。

然而,临床诊疗中的任何手段都可能存在利弊两重性,有些伤害是难以避免的。例如药物的副作用,诊断、检查中的痛苦,手术中的创伤及不可预见性的伤害等。因此,伤害带有一定的必然性。为此,需要引入"双重效应"的概念。"双重效应"这一概念最早出自于罗马天主教的教义,其意在人们追求美好事物过程中所导致的不幸,道德上是无可非议的。后来被医学界所引用,即一行为的目的是好的,而且可以带来明确的良好效应;同时也会伴随不可避免的伤害或副作用,而这些伤害或副作用并不是这一行为的目的。因此可以认为这类行为是道德的,这就是我们常说的双重效应。双重效应具有如下特征:第一,这种行为本身道德上是美好的,至少是中性的;第二,正效应是可以预见的;第三,正效应不必通过负效应来实现;第四,正效应要优于负效应。

因此，不伤害原则的真正意义不在于消除任何医疗伤害（这样的要求既不现实，又不公平），而在于培养对患者高度负责、保护患者健康和生命的医学伦理理念和作风，正确对待医疗伤害现象，在实践中努力使患者免受不应有的医疗伤害，包括身体上、精神上的伤害和经济上的损失。

（二）不伤害原则的道德要求

为预防对患者的恶意伤害，或为使伤害减少到最低限度，对医务人员提出以下要求：第一，培养为患者健康和利益着想的动机和意向，杜绝有意和责任伤害；第二，尽力提供最佳的诊治、护理手段，防范无意却可知的伤害，把不可避免但可控的伤害控制在最低限度；第三，对有危险或有伤害的医护措施进行评价，选择利益大于危险或伤害的措施等。

三、有利原则

（一）有利原则的含义

有利原则（the principle of beneficence）是把有利于患者健康放在第一位并切实为其谋利益的伦理原则。有利，就是医务人员为患者做善事。这一原则在西方也被称为行善原则。它的基本精神是做好事，不做坏事，制止坏事，扬善抑恶。有利原则由两个层次构成，低层次即不伤害患者，高层次即为患者谋利益。因此，有利包含不伤害，不伤害是有利的起码要求和体现。

有利原则是中外优良医德传统。在中国，利他助人是最早医学道德观念的精髓，后来逐步形成医乃仁术的行医准则。在西方，古希腊名医希波克拉底在《希波克拉底誓言》中，明确提出"为病家谋利益"的行医信条。到了现代，有利于患者成为医学伦理第一位的、最高的原则。世界医学协会1949年采纳的《日内瓦宣言》明确规定："在我被吸收为医学事业中的一员时，我严肃地保证将我的一生奉献于为人类服务。""我的患者的健康将是我首先考虑的。"

（二）有利原则的要求

有利原则要求医务人员树立全面的利益观，真诚关心患者以生命为核心的健康利益，提供最优化服务，努力使患者受益；对利害得失全面权衡，选择受益最大、伤害最小的医学决策；坚持公益原则，将有利于患者与有利于社会有机统一起来。

四、公正原则

（一）公正原则的概念

公正原则（the principle of justice）是在医学服务中公正、正直地对待每一位患者的伦理原则，公正原则体现在两个方面，即人际交往公正和资源分配公正。人际交往公正对医方的要求是与患方平等交往和对有千差万别的患方一视同仁、平等对待。资源分配公正要求以公平优先、兼顾效率的基本原则，优化配置与利用医疗卫生资源。

（二）公正原则的要求

公正原则要求政府从卫生管理上全面负起保障医疗公正的职责，在改革中建立一套以广大群众基本医疗保健机制和贫困阶层医疗救助机制为核心与基础的医疗制度和规则，依法进行卫生管理，努力降低社会人群在医疗卫生服务方面存在的不公正和不应有的社会差距，力求使每个社会成员均能达到基本生存标准；要求医疗卫生机构从经营上直接负起提供医疗公正的职责，构建和完善全面覆盖、结构合理、功能互补、分工合作的医疗保健格局，使大众享受得起数量充足、质价相称的医疗保健服务，使各层次的医疗服务需求者各得其所；要求医务人员从服务上直接负起兑现医疗公正的责任，要求培养其现代公正素质，集医生美德论、义务论、公益论于一身，从而保证公正在医疗服务中得到充分体现。

（李宗芳）

第二章　伦理委员会与伦理审查

第一节　伦理委员会

一、伦理委员会的产生背景和发展

医学伦理委员会是医学伦理学的价值观和基本原则应用于临床医学实践和科学研究的监督、审查、培训机构，主要目标是通过审查技术实施方案或临床研究方案及相关材料，在充分知情和自愿的前提下，保护患者或研究中的受试者不受身体或心理的伤害，并寻求患者或受试者的安全最大化。

自20世纪70年代以来，随着生物医学的快速发展，越来越多的医疗器械、药物和诊疗技术用于临床，在应用和推进科学知识和医疗技术服务患者的同时，医学伦理学在如何保护具有特殊脆弱性的个人和群体，并尊重这些人的人格完整方面发挥了越来越重要的作用。同时随着社会大众维权意识的增强，医患之间简单的沟通不足以解决冲突时，医院或科研机构必须要有伦理委员会召开会议来决定一个复杂或重大问题的解决办法。因此众多的医疗机构和科研院校成立了伦理委员会，用于审查临床、科研中的伦理问题，以避免不必要的伦理冲突。西方国家的医院伦理委员会是在经历一系列生物医学研究丑闻后逐步建立并发展和完善起来的。中国医院伦理委员会的建设和发展至今仅30多年。

自20世纪90年代中期起，我国参与国际生物医学领域的研究项目逐渐增多，国际上对于伦理审查的要求也越来越严格，涉及人体的生物医学研究未经伦理审查不得开展，未经伦理审查的研究成果也不可以在国际期刊上公开发表。同时，随着我国法制建设的不断完善，针对医疗卫生和生物医学研究领域的法规也要求医院设立伦理委员会。1987年我国学者首次提出设立医院伦理委员会；1994年5月，中华医学会医学伦理学会倡议医疗机构成立医院伦理委员会，随后国内部分医院开始陆续组建了医院伦理委员会。1995年，卫生部在《卫生部临床药理基地管理指导原则》中明确要求"每个临床药理基地或所在单位均应建立一个独立的由5～7人组成的医学伦理委员会"；1998年卫生部颁布了《药品临床试验管理规范》（试行）；1999年，国家食品药品监督管理局颁布了《药品临床试验管理规范》，明确提出"为确保临床试验中受试者的权益，须成立伦理委员会"；2001年起，卫生部相继颁布了《人类辅助生殖技术管理办法》《人类精子库管理办法》《产前诊断技术管理办法》，科技部和卫生部2003年联合下发了《人胚胎干细胞研究伦理指导原则》；2003年卫生部颁布了《人类辅助生殖技术和人类精子库伦理原则》；2007年卫生部发布了《涉及人的生物医学研究伦理审查办法（试行）》；2010年，国家食品药品监督管理局颁布了《药物临床试验伦理审查工作指导原则》；2016年9月30日经国家卫生计生委讨论通过了《涉及人的生物医学研究伦理审查办法》（以下简称"《办法》"），并于2016年12月1日起正式施行。该《办法》是目前为止最完备、最规范的一部关于生物医学研究领域伦理审查的管理法规。

目前，国内医疗机构根据临床工作需要，相继成立了药物临床试验伦理委员会、新技术伦理委员会、生殖医学伦理委员会、人体器官移植技术临床运用与伦理委员会等不同类型的医院伦理委员会。

二、伦理委员会的设立

根据国家卫生行政主管部门的管理规定，从事涉及人的生物医学研究的医疗卫生机构是涉及人的生物医学研究伦理审查工作的管理责任主体，应当设立伦理委员会。伦理委员会成立的目的就是通过伦理审查的形式，对研究项目的伦理学进行独立的、称职的和及时的审查，保护所有实际的或可能的受试者的尊严、权利、安全和福利。

伦理委员会的最大特点是其工作的独立性。伦理委员会的组成、运作和决定应不受政治、机构、职业和市场的影响。

医院伦理委员会的委员由设立该伦理委员会的部门或者机构在广泛征求意见的基础上,从生物医学领域(具有相应职称和技术背景的医学、药学、护理专业人员)和管理学、伦理学、法学、社会学等社会学科领域的专家中推荐产生,人数按照《办法》新规定,不得少于 7 人,并应考虑性别、年龄等因素。至少要有一位外单位委员。少数民族地区应考虑少数民族委员。国外的医疗机构中各自国家、地区的社会习惯、风俗文化和宗教信仰不同,委员的身份有所不同。总之,对伦理委员会委员成分的要求是基于平衡委员的知识结构和观点,以保证在项目审查过程中不会因知识和认识的局限而有失偏颇。

医疗机构以正式文件的方式任命伦理委员会委员。委员会应选举产生一名主任委员,并成立伦理委员会办公室,负责医院伦理方面的日常工作。伦理委员会委员可以兼职。接受任命的委员必须参加有关部门生物医学研究的伦理道德和科学方面的初始培训和继续教育,并签署委员声明、保密协议、利益冲突声明。伦理委员会委员的每届任期由医疗机构规定。为保证工作的连续性,委员可以连任;如换届,应保证上一届委员会的委员占一定比例。

伦理委员会委员有辞职的权利。经常不能参加伦理审查工作者,未能通过伦理审查培训与考试者,因年龄、健康或工作调动等原因不能继续担任伦理委员会委员者,行为道德与委员资格相违背者,应通过委员会会议表决取消伦理委员资格,并按工作程序及时等额增补。

三、伦理委员会的职责与类型

伦理委员会的职责是保护患者及受试者的合法权益,维护患者及受试者尊严,促进生物医学研究和临床技术运用的规范开展;对本机构开展临床技术运用及涉及人的生物医学研究项目进行伦理审查,包括初始审查、跟踪审查和复审等;在本机构组织开展相关伦理审查培训。

伦理委员会根据职责和工作范围通常可分为咨询性质的伦理委员会和审查性质的机构伦理委员会两种。

(一)咨询性质的伦理委员会

由国家和省级卫生行政主管部门设立的伦理委员会。主要职责:①针对重大伦理问题进行研究讨论,提出政策咨询意见;②必要时可组织对重大科研项目的伦理审查;③对辖区内机构伦理委员会的伦理审查工作进行指导、监督。

(二)审查性质的机构伦理委员会

由医疗机构或生物医学研究机构设立的伦理委员会属机构伦理委员会。主要职责:①对本机构或所属机构涉及人的临床技术应用和生物医学研究项目进行伦理审查和监督;②根据社会需要,受理委托审查;③组织开展政策研究和相关伦理教育培训;④通过一系列针对伦理委员会委员、研究者和研究相关人员的培训,不断提高研究者伦理意识和伦理委员会委员的伦理审查水平;⑤积极向有关管理部门就医学研究、临床实践中的伦理问题建言献策,不断完善我国的伦理审查制度和规范。

从形式上看,医学伦理委员会、生殖医学伦理委员会、器官移植伦理委员会都属于医院伦理委员会。从审查的内容来看,除生殖医学伦理委员会和器官移植伦理委员会等专业伦理委员会在很多医院可以独立设置外,其他如药物临床试验和医疗技术审查等归属于医院伦理委员会。

伦理委员会审批的基本标准是:①坚持生命伦理的社会价值;②研究方案科学;③公平选择受试者;④合理的风险与受益比例;⑤知情同意书规范;⑥尊重受试者权利;⑦遵守科研诚信规范。

第二节　伦理审查

一、伦理审查的目的

医学伦理审查就是遵循医学伦理学尊重、不伤害、有利和公正的原则,按照规定程序,对医疗机构或生物医学研究机构涉及人的应用技术或研究项目、试验项目的科学性和伦理性(包括风险与受益的评估)进行审查,旨在保护人的生命和健康,维护人的尊严,尊重和保护患者或受试者所有实际的或可能的合法权益。《赫尔辛基宣言》规定:在涉及人体对象的医学研究中,应优先考虑人体对象的健康幸福,其次考虑科学和社会的利益。意味着即使研究目的存在重要性，受试者的尊严、安全和权益是第一位的。

伦理审查是医学伦理委员会的主要职责，伦理委员会有权利作出批准与否的审查结论。

二、伦理审查的程序和主要内容

（一）伦理审查的程序

临床诊疗过程中医疗新技术的应用、涉及人的医学研究和药物临床试验项目均需在新技术开展前或研究项目实施前申请伦理审查。技术或项目负责人应在申请伦理审查时向医院伦理委员会提交下列材料：①伦理审查申请表和／或项目申报书；②技术或项目方案及相关资料，包括文献综述、临床前研究和动物实验数据等；③知情同意书文本；④项目开展设施条件（项目负责人和团队信息、相关合法资质证明以及经费来源说明等）；⑤伦理委员会认为需要提交的其他相关材料。

申请人可以通过伦理委员会网站或咨询伦理委员会工作人员的方式了解到伦理审查所需的文件和递交流程，伦理委员会在收到伦理审查申请文件后会对送审材料进行预审，查看文件资料是否齐备，实施方案和知情同意书的基本要素是否完整。资料确认后，对送审项目进行编号，同时安排进入审查流程。若报审资料欠缺，则要求申请人补充，再进入申报流程。

一般来说，在进行临床新技术研究、药物（器械）临床试验时，应该向医院伦理委员会提出申报。涉及器官移植、人类辅助生殖技术的，应该向医院器官移植伦理委员会或生殖医学伦理委员会申报。

（二）伦理审查的主要原则

根据国家有关医疗技术应用或涉及人的生物医学研究管理办法等法律法规规定，伦理审查应当遵循以下基本原则。

1. 科学性原则　医疗技术或研究方案必须建立在前期研究和技术经验的基础上，整个方案设计、研究的过程、数据的收集、处理等应科学严谨，符合普遍认可的科学原则。不科学即不伦理。

2. 知情同意原则　尊重和保障患者或受试者是否自愿参加研究的决定权，严格履行知情同意程序，防止使用欺骗、利诱、胁迫等手段使患者或受试者同意参加研究，允许患者或受试者在任何阶段无条件退出研究。

3. 受益原则　应当公平、合理地选择患者或受试者，参加试验或研究应该使患者或受试者直接受益；即使无直接受益，研究也必须在受试者自愿的前提下具有必要的社会利益。

4. 控制风险原则　首先将患者或受试者人身安全、健康权益放在优先地位，其次才是科学和社会利益。研究的风险与受益比例应当合理，力求使患者或受试者尽可能避免不必要伤害或将必要伤害的后果最小化。

5. 保护隐私原则　切实保护患者或受试者的隐私，如实向患者或受试者告知个人信息的储存、使用及保密措施，未经本人授权不得将患者或受试者个人信息向第三方透露。

6. 依法补偿原则　患者或受试者参加试验或研究受到不必要伤害时应当得到及时、免费治疗，并依据法律法规或双方约定予以补偿。

7. 特殊保护原则　对儿童、孕妇、智力低下、精神障碍等特殊人群的患者或受试者，应当予以特别保护。

除上述原则外，特殊类别的伦理审查还有其他要求。

涉及人的生物医学研究或药物临床试验伦理审查时还应遵循免费和补偿原则，对患者或受试者参加研究不得收取任何费用，并对受试过程中支出的合理费用予以适当补偿。

器官捐献移植伦理审查时还应遵循自愿、无偿、非商业化、分配公平透明、避免利益冲突等原则。

人类辅助生殖技术伦理审查还需遵循维护供受双方和后代利益的原则、互盲和保密的原则、维护社会公德的原则、严防商品化的原则。

成体干细胞临床试验伦理审查还需遵循公正、公益、非商业化（采集临床试验用的成体干细胞，应坚持无偿自愿捐献，但可给予适当补偿。临床试验的费用应寻求相关部门或基金会资助，不允许向受试者收取费用）原则。

（三）伦理审查的主要内容

由于审查项目的范围和相关法规的特殊要求不同，虽然伦理审查的基本原则相同，但审查的内容却各有侧重。根据国内法规出台的先后顺序，目前已有器官捐献移植伦理审查、涉及人的生物医学研究伦理审查、医疗技术临床应用伦理审查、药物临床试验伦理审查和干细胞伦理审查等不同种类。

　　1. 器官捐献移植伦理审查重点　　根据国家器官捐献移植伦理审查有关法规和伦理学原则要求,器官捐献移植伦理审查重点内容包括:①公民逝世后器官捐献的供者脑死亡或心脏死亡的诊断是否符合法定的标准和程序;②亲属活体器官移植的供者与受者的身份及社会关系是否符合器官移植法律法规的要求;③捐献和移植是否符合知情同意原则,活体器官捐献者或公民逝世后器官捐献者家庭成员的捐献意愿以及器官移植受体的手术意愿是否是充分告知和完全理解后的自主选择,有无涉及器官买卖或者变相买卖的情形;④接受器官移植的患者手术适应证是否明确,器官质量与匹配是否符合人体器官移植技术管理规范;⑤器官分配是否经过中国人体器官分配与共享计算机系统分配;⑥器官移植相关的法律文件是否签署完备;⑦器官获取后是否对捐献者的遗体进行符合伦理学要求的善后处理。活体器官移植在部分地区要求通过省级的伦理委员会审查。

　　2. 涉及人的生物医学研究伦理审查重点　　根据 2016 年国家卫生计生委颁布的《涉及人的生物医学研究伦理审查办法》规定,涉及人的生物医学研究伦理审查重点内容包括以下几点。①研究项目的可行性:研究者的资格、经验和技术能力等是否符合试验要求;②研究项目的科学性;③研究项目中受试者的安全性:对受试者在研究中可能承受的风险是否有预防和应对措施,是否有具备资格或者经培训后的研究者负责获取知情同意,并随时接受有关安全问题的咨询;④受试者的权益:是否得到保护和尊重,如受试者可能遭受的风险程度与研究预期的受益相比是否在合理范围之内,知情同意书的信息是否完整易懂,获得知情同意的过程是否合规恰当,受试者的个人信息是否得到充分保密,是否向患者或受试者明确告知其应当享有的权益,包括在研究过程中可以随时无理由退出且不受歧视的权利等,受试者参加研究的合理支出是否得到了合理补偿,参加研究受到损害时的治疗和赔偿是否合理、合法;⑤受试者的纳入和排除标准是否恰当、公平;⑥研究是否涉及利益冲突;⑦研究是否存在社会舆论风险;⑧需要审查的其他重点内容等。

　　3. 医疗技术临床应用伦理审查重点　　根据 2018 年国家卫生健康委员会颁布的《医疗技术临床应用管理办法》规定和伦理学原则要求,医疗技术临床应用伦理审查重点内容包括以下几点。①技术实施的可行性、安全性、科学性和必要性审查:项目负责人及主要参加者的资质、能力管理制度、风险评估与应急预案是否完善;患者选择是否排除潜在的风险人群、安全性检查、检验的指标是否足够;设备、设施是否能保障技术的顺利开展;国内外临床应用背景;技术的适应证、禁忌证、不良反应;治疗同种疾病与其他临床诊疗技术比较有哪些优缺点;技术对经济、社会文化及社会伦理的潜在影响。②患者知情同意书的审查:从患者的角度知情同意书的语言是否易于理解,拟开展技术的具体措施或程序、与本技术相关的预期风险和不适、合理预期的受益、患者应用本技术的预期花费、患者应用本技术可能被终止的预期情况和 / 或原因等是否明确无误的告知患者。③其他材料:包括与本项目相关的医疗器械或药品的相关证明,如《中华人民共和国医疗器械注册证》等复印件。

　　4. 干细胞临床研究伦理审查重点　　根据国家卫生部 2003 年联合下发的《人胚胎干细胞研究伦理指导原则》等干细胞有关法规规定和伦理学原则要求,干细胞临床研究伦理审查重点内容包括:①研究人员的资历、能力,人员配备及设备条件是否符合法规要求;②试验 / 治疗方案是否适当。受试对象的选择和受试者入选的方法是否合理,方案中应事先确定在什么条件下必须终止试验,以保护受试者不受不必要伤害;试验设计前应充分掌握信息资料,了解干细胞制备和检测技术、仪器、设备等的安全性和有效性,力求提高疗效,减少不良反应;③向受试者或其家属或监护人或法定代理人提供有关的信息资料是否完整、易懂,获取知情同意书的方法是否适当,知情同意是否坚持充分告知、完全理解和自主选择原则,是否确保受试者中途随时退出而且不受歧视的权利;④受试者因参加干细胞临床实验而受到损害,甚至发生死亡时如何给以治疗或补偿以及相应的保险措施;⑤干细胞临床试验的最后结果要对患者有利,试验全过程,自始至终要充分考虑受试者获得的利益应大于承受的风险。

　　5. 人类辅助生殖技术伦理审查要点　　根据国家卫生部 2001 年颁布《实施人类辅助生殖技术的伦理原则》和 2003 年联合科技部下发的《人类辅助生殖技术和人类精子库伦理原则》等人类辅助生殖技术伦理有关法规规定和伦理学原则要求,人类辅助生殖技术伦理审查重点内容包括以下几点。①医疗机构和项目负责人是否具备有关资格和条件;医疗机构是否获得人类辅助生殖技术资质,项目负责人及团队是否具备承担人类辅助生殖技术的专业知识、资格和能力,是否熟悉涉及技术项目的有关法律、管理规章和伦理原则等。②技术方案内容与设计是否符合相关科学性要求和伦理原则,包括技术的国外开展情况和本机构前期有关技术基础;技术方案设计与方法是否科学合理、符合有关规范管理的要求和有利于患者等;技术过程是否具有确保质量控制与质量保证的完善的操作规程和工作制度（包括数据处理与记录、权限的建立和档案管理等）。③技术过程是否贯彻了保障受试者权益的伦理原则，包括技术方案目的、方案设计是否符合科学性和安全性要求，患者及其他人员可能遭受的风险和受益比是否适当，有关风险是否属于必要的和最低风险的，受试者入选的方法和向其获取知情同意书的方法是否适当，知情同意告知资料或信息（目的、过程、风险和利益，其陈述等）是否详细准确、完整易懂，知情同意书的签署是否规范等。受试者保密措施的安排是否适当。对患者因参加技术或试验而受到损害应采取的治疗或补偿措施是否适当。

6. 药物临床试验伦理审查重点　根据 2010 年国家食品药品监督管理总局颁布的《药物临床试验伦理审查工作指导原则》规定和伦理学原则要求，药物临床试验审查重点内容包括以下几点。①临床试验的科学性：有无研究基础，研究依据是否充分；②临床试验的可行性：主要研究者的资格、经验、投入的时间是否胜任，其他研究人员和仪器设备的配备是否能保障试验的开展；③临床试验的风险与受益：研究风险是否最小，受试者应是否有潜在的直接受益，研究方案是否已对风险最小化，风险与受益比是否合理；④受试者的选择是否遵循公平、自愿、信息透明的原则，受试者的激励与补偿是否合理；⑤知情同意是否符合"完全告知""充分理解""自主选择"的原则，弱势群体或特殊受试人群知情同意过程是否符合本机构的审查程序，免除知情同意或免除知情同意签字是否符合本机构的审查技术规范；⑥受试者的数据保密与隐私是否在试验中得到充分保护；⑦定期跟踪审查，包括临床试验进行中受试者的风险程度。

三、伦理审查的方式和主要类型

（一）伦理审查方式

伦理委员会采取的审查方式有会议审查、快速审查和紧急会议审查。伦理委员会通常采用的是会议审查形式，快速审查和紧急会议审查是对常规会议审查的补充。

会议审查：通过召开伦理审查会议的方式对申请材料进行讨论、投票和表决，并给出意见和建议的审查方式，到会的委员人数必须符合法定到会人数要求。由委员会主席（主席因故不能出席，可委托副主席）主持召开会议审议研究项目申请资料。根据需要，项目申请人可列席会议，说明或陈述申请文件中的有关问题，解答委员会成员的提问；委员应就申请文件进行评论（申请人应退出，与研究项目其他可能有利益冲突的人员也应当回避），并根据相关伦理原则对项目涉及的伦理内容逐一审查和最终投票表决。

快速审查：有下列情形之一的，可实施快速审查。对伦理委员会已批准的临床试验方案的较小修正，不影响受试者风险受益比；尚未纳入试验的受试者，或已完成干预措施的试验项目的年度/定期跟踪审查；预期的严重不良事件审查。对于符合快速审查条件的项目由伦理委员会指定的 1～2 名委员负责审查，其审查结果会在下次伦理委员会会议上通报给其他委员。对于审查结果为否定性，或两名主审委员的意见不一致，或委员提出需要会议审查的，则需转为会议审查。

紧急会议审查：研究过程中出现重大或严重问题，危及受试者安全时，伦理委员会在获知该事件后应召开紧急会议进行审查，对此重大问题进行讨论、投票和表决，给出意见和建议。紧急会议的到会委员人数也必须符合法定到会人数要求。紧急会议审查前必要时应采取相应措施，保护患者或受试者的安全与权益。

近年来，随着我国政府相关部门对伦理委员会建设的监管和要求的提高，相当一部分伦理委员会借鉴国内外经验完善了自身体系建设，规范了标准操作流程，开始实施"主审制"的审查模式。"主审制"审查通常指定 1～2 名主审委员负责一个特定项目，在分工与合作的基础上，对申请项目进行更细致深入的审查。

（二）伦理审查的主要类型

1. 项目的初始审查　对于初次递交伦理审查的项目，无论是拟开展的新的医疗技术、新的器官移植项目，还是药物临床试验、涉及人的生物医学研究，伦理委员会在收到完整的待审文件后，根据伦理委员会操作程序确定审查方式。如无特殊，绝大部分项目的初始审查都采用会议审查的方式。初始审查主要针对项目的科学性、可行性、安全性、公平性、患者或受试者的相关权益是否得到充分尊重和保护等进行全面系统的审查。

伦理委员会的初始审查意见包括批准、不批准、修改后批准、修改后再审、暂停或者终止研究五种。最终未获得伦理委员会同意的研究项目或临床诊疗技术，不得开展。

2. 项目的修正案审查　原则上一项临床研究、试验或技术的方案一经伦理委员会批准，就要严格按照审定的最终方案实施，但实际工作中偶尔会出现实施过程中需要对研究方案进行必要修改的情况。在这种情况下,项目方案的修改需向伦理委员会申请再次审查,待委员会批准后方可继续执行。特殊情况下,如研究或技术方案实施过程中对患者或受试者造成系统性超预期的伤害时,可以停止实施原方案或改为对患者或受试者有利的方案,并报请伦理委员会紧急审查。

项目修正案的审查仍重点围绕临床试验或技术实施方案修改的原因、修改后的安全性、患者或受试者的风险与收益比、患者或受试者的权益保护等方面进行审查。

3. 年度 / 定期跟踪审查 通过初始审查并同意实施的新的医学诊疗技术或临床试验在实施过程中是否严格按照初始方案实施,就需要伦理委员会根据项目的要求和进度开展定期跟踪审查。可以是每个月、每 3 个月、每 6 个月或每 12 个月,至少每年要进行一次跟踪审查,并出具审查报告,对项目实施过程中是否遵循初审的研究方案和伦理学要求做出评估。

项目负责人也需根据伦理委员会的审查要求按时提交进展报告,重点报告研究方案实施的遵循情况;有无严重不良事件发生、发生率及原因分析;不良事件的上报和处理是否及时有效;患者或受试者的风险和受益是否符合预期;患者或受试者的权益是否得到了保障等。

4. 严重不良事件 / 非预期不良事件报告的审查 严重不良事件是指新技术或临床试验实施过程中发生的导致患者或受试者出现需住院治疗、延长住院时间、伤残、影响工作能力、危及生命或死亡、导致先天畸形等事件。尤其在药品的临床试验中,由于一段时间内受试者相对集中,严重不良事件的危害更为突出。发生严重不良事件后,研究者有义务采取必要的措施以保障受试者的安全,并记录在案;同时在 24h 内报告给各级药品监督管理部门或有关部门,通知项目申请人,并向涉及同一药物的临床试验的其他研究者或有关人员通报,及时向伦理委员会报告,并在报告上签名及注明日期。伦理委员会应尽快组织对严重不良事件的快速审查。

非预期不良事件是指其性质、严重程度或频度,不同于先前方案或其他相关资料(如研究者手册、药品说明)所描述的预期风险。

严重不良事件 / 非预期不良事件报告伦理审查的主要内容有:事件与研究本身是否有关;是否为非预期严重不良事件;对涉及的患者或受试者是否处理得当;对整个试验的安全措施再次进行审查。

5. 不依从 / 违背方案的审查 不依从 / 违背方案是指对伦理委员会批准试验方案的所有偏离,并且这种偏离没有获得伦理委员会的事先批准,或者不依从 / 违背患者或受试者保护规定和伦理委员会要求的情况。不依从 / 违背事件可来自于定期跟踪审查、不定期抽查、研究人员或受试者的举报。一经发现,伦理委员会有权要求项目负责人在指定时间内对不依从 / 违背事件进行书面报告,并对事件的影响进行初步评估,根据评估结果在规定时间内组织伦理审查,审查意见反馈给研究者。

不依从 / 违背方案报告的伦理审查主要内容有患者或受试者的安全和权益,对研究风险 / 受益的影响,数据结果的真实可靠,以及是否有妥善的处理措施。

患者或受试者发生即刻危险时,研究者可偏离或修改试验方案,无须事先获得机构审查委员会的批准,但事后应有书面报告。

6. 提前终止研究的审查 无论何种原因,研究者要中止一项临床试验和研究时,必须通知患者或受试者、研究项目的申请者、伦理委员会和行政主管部门。向伦理委员会阐明终止的理由以及对患者或受试者的后续处理措施,确保患者或受试者的安全和权益得到保证。

7. 结题审查 主要是指临床试验或研究项目结题时的伦理审查,医学诊疗技术的审查重在跟踪审查。伦理委员会根据研究者提交的最终报告,综合整个研究过程中跟踪审查、不依从 / 违背事件审查、严重不良事件 / 非预期事件审查等审查结果,对整个研究项目是否达到伦理学要求进行结论性评价。同时也通过结题审查,积累类似项目的伦理审查经验,提高审查的质量,切实保障患者或受试者的安全和权益。

(赵永恒)

第三章　临床诊疗中的共性伦理问题

第一节　临床诊疗工作中的知情同意

案例 1

余某，女，18岁，因"卵巢囊肿"收住某市级医院，诊断为"右侧卵巢囊肿"。拟行"右侧卵巢切除术"。术中主刀医生发现左侧卵巢蒂扭转，在未征得患者和家属同意的情况下，擅自扩大了手术范围，切除了双侧卵巢。术后致使余某完全丧失生育功能。患方将医院和医生起诉到法院。

案例 2

程某，男，10岁，因"斜视"就诊于某省级医院，诊断为"共同性斜视"。主刀医生确定手术方案在右眼侧手术，患者签字同意。但在麻醉后主刀医生发现患者的眼位还有10°内斜，医生遂根据病情的实际情况将手术部位由右眼改为左眼，以达到更好的校正效果。术后，患者家属对医生临时更改手术部位而未向患方告知提出质疑，并最终把医生和医院起诉到法院。

上述两个案例至少对医院和临床医生提出了以下的问题：患者有没有对有关自身生命和健康的诊疗，尤其是重要的诊疗知情和做出选择决定的权利？缺乏患者知情同意的诊疗在伦理学上能否得到辩护？只要符合医学原则的诊疗实施就可以放弃知情同意准则吗？违反知情同意而造成患者的身心伤害该不该负道德和法律的责任？知情同意适用哪些医疗情况？有什么医学和伦理的要求？医生如何让患者知情和确保患者做出完全、自愿的同意？如何看待患者违背医生意愿的选择？

一、知情同意的发展历史、伦理特征和条件

知情同意（informed consent）是尊重原则的具体表现形式和要求，是临床诊疗工作中处理医患关系的基本伦理准则之一。其基本内容是医师在对患者做出诊断或推荐一种治疗方案时，须向患者提供诊断结论、治疗决策、病情预后以及诊治费用等方面真实、充分的信息，尤其是诊疗方案的性质、作用、依据、损伤、风险、不可预测的意外以及其他可供选择的诊疗方案及其利弊等信息，使患者或亲属深思熟虑后自主地做出选择，并以相应方式表达其接受或者拒绝此种诊疗方案的意见和承诺。医师在得到明确承诺后，才可最终确定诊治方案。

（一）知情同意的发展历史

传统的医疗方式一般是家长主义，所以不必要把病情告诉患者，治疗方案要取得患者的同意。《希波克拉底誓言》中说："不要把患者未来和现在的情况，告诉给他们。"19世纪末20世纪初，美国医学会的伦理法典都说，"只是在绝对必要时"才把病情告诉给患者。

"知情同意"的概念来源于第二次世界大战后的纽伦堡审判。纽伦堡审判期间，纳粹集中营强迫受害者接受人体试验的令人发指、触目惊心的事实，使人们广泛关注对没有征得同意的受试者进行人体试验的问题。审判中揭露了纳粹医生强迫受试者接受不人道的、野蛮的试验的大量事实。在审判后的《纽伦堡法典》中规定："人类受试者的自愿同意是绝对必要的。""应该使他能够行使自由选择的权利，而没有任何暴力、欺骗、欺诈、强迫、哄骗以及其他隐蔽形式的强制或强迫等因素的干预；应该使他对所涉及的问题有充分的知识和理解，以便能够做出明智的决定。这要求在受试者做出决定前，使他知道实验的性质、持续时间和目

的;进行实验的方法和手段;可能发生的不方便和危害;参与试验对他的健康和个人可能产生的影响。"自此以后,尤其是世界医学联合大会于1964年通过了《赫尔辛基宣言》以来,西方国家普遍接受了知情同意的理念,即如未取得患者或当事人自由意志下的知情同意,就不允许对他们进行任何医学实验。知情同意被确认为人体试验的首要原则。

此后,知情同意由人体试验扩大到临床治疗,并被包括在患者权利之中。"无论医师实施什么治疗,患者都有决定权"的理念促使美国将"知情同意"引入医疗诉讼领域。1957年美国一起医疗官司判例规定,患者享有知情同意权,医生有义务把种种可供选择的诊治方法的利弊,包括不良后果告知患者,并征得患者对诊治方案自愿自主的同意。1973年美国医院联合会通过了《病人权利法案》,1974年美国卫生、教育、福利部以法律形式颁发了《病人权利》的规定,其中有三条要求保证患者的"充分知情"。知情同意在我国也已实行了几十年,最为典型的形式是被严格执行的外科手术前的签字制度。

我国卫生部1982年发布的《医院工作制度》第40条的附则,施行手术的几项规则中第6点规定:"实行手术前必须有病员家属或单位签字同意(体表手术可以不签字),紧急手术来不及征求家属或机关同意时,可由主治医师签字,经科主任或院长批准执行。"1998年6月26日通过,自1999年5月1日起施行的《执业医师法》第3章第26条规定:"医师应当如实向患者或者其家属介绍病情……医师进行实验性临床医疗,应当经医院批准并征得患者本人或者其家属同意。"第4章第37条第8款明确规定:"未经患者或者其家属同意,对患者进行实验性治疗的,要负法律责任。"2009年12月26日通过,2010年7月1日起施行的《侵权责任法》第55条规定:"医务人员在诊疗活动中应当向患者说明病情和医疗措施。需要实施手术、特殊检查、特殊治疗的,医务人员应当及时向患者说明医疗风险、替代医疗方案等情况,并取得书面同意;不宜向患者说明的,应当向患者的近亲属说明,并取得其书面同意。"

（二）知情同意的伦理特征

知情同意在临床医疗中具有三方面的伦理特征。

1. 义务性 医生有帮助患者了解疾病诊治计划的义务;患者知情后也有义务协助医师做出相应决定。双重义务不可偏废。

2. 意向性 患者希望更多地了解与自身疾病有关的医疗信息,并参与治疗方案的决定。医生应赞许患者的意向,这有利于医疗方案的执行,有利于建立良好合作的医患关系。

3. 自愿性 知情是患者的要求,同意是患者充分知情后作出的决定。而不是在某种压力下(如强迫、权威、暗示)或欺骗下作出的。

义务性、意向性和自愿性是医学伦理研究中和临床诊疗中知情同意的共有特征,是知情同意的实践和对知情同意进行伦理分析的基本立足点。

（三）知情同意的伦理条件

知情同意是患者的基本权利,也是医生的义务。知情同意包括知情和同意两层含义,知情同意的达成需要满足知情和同意两个方面的伦理条件。

1. 医方告知 患者及其家属有权了解与患者疾病有关的医疗信息和资料,医生有义务向患者及其家属提供与患者疾病有关的医疗信息和资料,并针对患者的具体情况给予必要的解释,以帮助患者理解,以便他们做出自愿的同意和自由选择。医方在告知时应做到:①提供信息的动机和目的完全是为了患者利益。医务人员在提供信息的时候,其动机与目的应该都是为了患者的健康利益和生命利益,否则,道德是难以支持的。②提供让患者做出决定的足够信息,让患者真正知情。③向患者作充分必要的说明和解释。医务人员对于诊疗方案的性质、作用、依据、损伤、风险、医疗费用以及不可预测的意外等情况,有义务向患者及其家属做充分的、简单明了的说明和解释。

2. 患者同意 同意是指在患者身上进行的医疗措施都必须得到患者的同意。①患者有自由选择的权利,包括对医务人员提出的诊疗措施的肯定或否定。即患者在诊疗过程中的选择、决定不受他人或其他因素的干扰。②患者或者家属有同意的合法权利。对法定年龄以下的患者,除本人意愿外,还必须征得法定监护人的同意。当患者神志不清或无意识时必须经其家属的同意,除非在急诊情况下无法获得同意。③患者有充分的理解能力。这是指患者自身的心智条件,即患者必须有理解和辨别想要做的行为的意义和后果的能力。同意并不是仅指患者对医生诊疗措施的承诺或许诺,还包括患者对医生诊疗措施的选择和否定,因此,它既是一种肯定、同意治疗的权利,也是一种选择治疗或拒绝治疗的权利。只有这样,才是完整意义上的同意,才能是完全的、自由的、真正的同意。因此,确切地说,应该是患者知情同意和知情选择。

二、知情同意的告知内容和形式

知情同意是医患关系中医方的义务,医方告知是患者行使知情权的前提条件。

(一)知情同意的告知内容

患者行使知情权及其选择权必须依赖于医方的告知,医方的告知是基于民事活动的诚实信用原则而产生的法定义务。告知义务的内容包括:

1. 病情告知　如实告知所患疾病的名称、现状、程度、发展趋势和可能发生的危害健康的后果等(出于为防止病情急剧恶化、避免对患者可能或必然造成的不利后果,对患者本人的迟延告知例外)。

2. 治疗告知　如实告知对患者所患疾病将采取的治疗方案和治疗措施以及为避免危险所采取的预防措施。采取手术治疗时,应当由患者及其家属签字同意。

3. 风险告知　如实告知治疗措施可能或必然产生的危险,或因患者体质特异可能发生的过敏、排异、恶化和并发症等其他损害后果。

4. 费用告知　如实告知患者治疗疾病所应当承担的费用及其计费依据。

完善的告知制度还应当包括保障患者行使知情权的辅助性内容。如对门诊、急救、住院、出院或者危重疑难病例、患者死亡时间的告知等。另外,包括医院的基本情况、技术设备状况、医务人员职称、医疗专业特长、管理规章制度、患者权利、收费标准等也要公示或告知患者,以便患者行使就医选择权。

(二)知情同意的告知形式

临床工作中患方知情同意的权利可以通过两种形式体现。

1. 口头告知,推定同意　一般的医疗行为中,患者选择了某家医院和某位医师,在挂号建立了医患关系的同时,医师就时刻在做知情同意工作,完整的门诊病历记录包括告知诊断,可能的鉴别诊断,检查及治疗方案,包括各种化验、影像学检查(包括可能带来的损害,如X线的辐射)、治疗用药(包括可能存在的药物副作用)……患者对抽血、X线检查、口服标有各种不良反应的药物等应属推定同意,无需每一项都签知情同意书。但这种方式通常只限于常规治疗、疗效肯定的情况下。

2. 文字告知,书面同意　与上述情况不同,医疗中的大量工作仍需要严格履行告知、同意程序。医务人员不但需要口头告知,还需以书面文字的形式向患者或其家属介绍病情、诊疗意见及可能的风险,并以书面形式获得患者及其家属的同意,这是一种严格知情同意形式。比如,对于需做特殊检查、特殊治疗和手术的患者,医师应当向患者说明治疗方案、治疗目的及必要性、治疗风险等,在患者及家属充分了解的情况下征得其同意,并签署知情同意书。

另外,在特定情况下医师拥有一定的治疗特权。比如在患者需急救的情况下(如心搏骤停、电击、溺水……),突发性事故中的重度受伤者已处于非清醒状态,或者是无行为能力的人,又无法与其亲属取得联系,此时医方只能在没有得到同意授权的情况下积极抢救。这样做符合伦理原则,应得到伦理和法律上的支持。

三、知情同意的签署规定及注意事项

知情同意书(informed consent form)作为医患沟通及自主选择的证明已成为知情同意的重要文件,承载着重要的使命。知情同意书是患者表示自愿进行医学诊疗的文件证明。知情同意书必须符合"完全告知"的原则,采用患者能够理解的文字和语言,使其能够"充分理解""自主选择"。知情同意书分"知情"与"同意"两部分,前者为"知情告知",后者为"同意(或不同意)签字"。

(一)知情同意的签署规定

1. 知情同意书的一般性签署规定　知情同意书是知情同意规则的载体,主要包括手术同意书、麻醉同意书、输血治疗知情同意书和特殊检查、特殊治疗同意书等。签署知情同意书已成为医疗实践活动中普遍和常规的工作,签署的知情同意书具有法律效力,因此必须使知情同意书的签订符合民事法律行为的构成要素。

(1)医患双方当事人主体适合:对需取得患者书面同意方可进行的医疗活动,应当由患者本人签署知情同意书。患者不具备完全民事行为能力时,应当由其法定代理人签字;患者因病无法签字时,应当由其授权的人员签字;为抢救患者,在法定代理人或被授权人无法及时签字的情况下,可由医疗机构负责人或者授权的负责人签字。

（2）双方意思表示真实:其要求有两点,一是内部意思与外部表示一致,二是出于行为人的自愿。知情同意书的签署必须能够反映双方的真实意思,即经过医方合理有效地告知,患方理解并同意才能保证其签订的行为产生的民事法律后果符合行为人预期的目的,保护双方的切身利益。

（3）行为的内容和形式合法:签订知情同意书不能违反法律和社会的公共利益、社会公德,尤其是涉及知情同意的内容要更加规范,不得在其中单方面的规定或者变相规定免责条款。知情同意书的签订要采用医学文书的书面形式。例如手术同意书是指手术前,经治医师向患者告知拟施手术的相关情况,并由患者签署是否同意手术的医学文书。

2. **手术知情同意书的特殊签署规定**　对于医患双方来讲,签署手术知情同意书的重要性丝毫不逊色于手术治疗本身。患者签署手术同意书是一种授权行为,即患者允许医生在其身体上实施治疗行为,使医疗机构及其医务人员实施的具有一定破坏性的手术行为合法化。

（1）手术医生术前亲自查看患者情况:术前小结记录极为重要,它是手术前,由经治医师对患者病情所作的总结。内容包括简要病情、术前诊断、手术指征、拟施手术名称和方式、拟施麻醉方式、注意事项,并记录手术者术前查看患者相关情况等。手术者即主刀医生在手术前一定要和患者面对面的充分接触和沟通,查看患者的病情和其他基本情况,并且由患者的经治医生记录在术前小结中。

（2）细化手术知情同意书内容:手术同意书是手术前,经治医师向患者告知拟施手术的相关情况,并由患者签署是否同意手术的医学文书。手术知情同意书应通过风险告知的多渠道、统一范本和"口语化",让患者知情、理解后,再选择是否同意。

在手术同意书中还可加入下列内容:①患者的病征以及是否有基础病,是否有过敏史等详细信息;②列举包括手术和保守治疗在内的各种可行的治疗方案;③用更通俗的语言描述实施手术的利与弊;④未实施手术的后果预测;⑤手术后要注意的事项,如什么时候不能喝水、什么时候能够进食等。

医院在手术前让患者签知情同意书,是为了尊重患者的权利,更好地完成手术,避免不必要的医疗纠纷。切勿认为让患者及家属签知情同意书,是为了推卸责任,所有风险都将由患者承担。患者愿意签知情同意书,并非放弃对医生的要求。他们最关心的不是知情同意书文字是否好懂,而是医生能否尽职尽责地做手术,以及万一出了医疗事故,医院方面能否承担责任。

（3）患者既要签字也要签署意见:为了避免出现纠纷,保护医患双方的权利,患者签署知情同意书的同时必须同时也要签字同意手术,谅解术中或术后可能出现的并发症、手术风险等。

（二）知情同意的注意事项

案例3

某孕妇,胎儿位置不正,需要剖宫产,孕妇本人已签字;手术同意书的内容"术中、术后大出血,失血性休克、新生儿窒息""术后伤口感染""术后3年内不能再孕"令其丈夫吃惊,还要回答如手术发生意外,是保大人还是婴儿,并被告知不签字,医师不能动手术。他最终签了字,手术顺利。

案例4

钱某,以高热、头痛、颈项强直主诉入急诊室。查体提示脑膜炎。脑脊液检查提示肺炎球菌性脑膜炎。医生建议住院用抗生素治疗,遭钱某拒绝。

知情同意包含丰富、深刻的伦理内容。如何使患者作出的同意决策是完全、自愿和真正的同意?如何判断患者同意的有效性?患者的决定与医务人员的意向不一致时如何处理?知情同意有没有例外?如何看待亲属同意?代理人或监护人同意的条件是什么?这些问题需要医务人员在临床医疗实践中一一做出回答和处理。

1. **知情同意的实质是一个医患交流的过程,不是形式,不是一纸同意书**　随着法制观念的不断增强,人们对知情同意权内涵的理解将会越来越深刻。知情同意书不可采用简单僵硬的形式,如病情介绍、治疗方法和替代方案等均是医学术语,长篇累牍描述可能的风险,甚至死亡风险。使患者及家属对将要开始的治疗产生恐惧感,如案例3。

医生在向患者及其家属告知病情及治疗方案时，应当将可能风险悉数告知患者及家属，但同时应考虑患者的心理承受能力，并要顾及其亲属的心理变化，不能只出于保护医师的目的，使保护性条款的增加和完善占主导，而应把重点放在医患沟通方面，沟通要贯穿于治疗的始终，详细完善病情介绍、手术风险、可替代方案的选择和医师在面对风险和手术并发症时所采取的积极措施，给患者及家属有遇到"亲人"的感受。一个好的知情同意书会使患者更容易理解医师为什么采用这种治疗手段，积极配合治疗。纠纷的出现往往因为知情同意书中关键的条款没有讲清楚，患者及家属认为没有得到明确的信息，所以无法接受。

2. 协调好患者知情同意与家属知情同意之间的关系　知情同意主要是指患者本人的同意，除非患者本人缺乏自主能力，如未到法定年龄的婴幼儿童或意识丧失或精神障碍者，或正常成年患者由于一时的感情冲动、失去自控或性格变态的情况可由关系人代理同意，或者患者已向医方表明已授权委托关系人等。但事实上，临床医师和现有的医院制度的规定习惯上已把应属于患者的知情同意权转移给了患者家属，这等于是剥夺了患者自主参与知情同意的权利和机会。家属意见不能代替患者的意见，如果患者有明确的自主意愿，那么医生必须把患者自己的选择和决定放在优先考虑的地位。医院医疗规章必须肯定患者自主权的有效性、首位性，当患者的决定与家属的决定不一致时，患者的意见首先被考虑；临床医生有责任和义务向患者家属说明，并把知情同意作为医疗程序的一部分加以完善，在患者首诊或入院时，医生就应与患者及家属一起讨论此事。

3. 对于无法贯彻知情同意原则的医疗例外，应将有利性原则放在首位　临床还会因一系列医疗例外的出现，无法贯彻知情同意原则。如突发性事故的重度受伤者，伤者已处于非清醒状态，或者伤者是无行为能力的人，又无法与其亲属取得联系，此时医方便难以让患者知情同意。相关的法律规定，需要紧急处理的医疗例外，在时间紧迫的情况下，可以不履行正常的知情同意程序。我国的《医疗事故管理条例》就有规定："无法取得患者意见而又无家属或关系人在场或者遇到其他特殊情况时，经治医师应当提出医疗处置方案，在取得医疗机构负责人或被授权负责人的批准后实施。"但是，无法实施知情同意的医疗例外必须具备下列特征：①对生命和健康有紧迫威胁时；②被专家鉴定为紧急事件时；③患者无同意的能力，法律上认定的代理人也无法联络上时。医生可以无需获得患方的同意，为患者提供当时医生认为的最佳抢救措施。现实中曾报道有的医院和医生对急诊患者以没有家属签字为由而拒绝给予抢救的案例，这是违背医学伦理原则的。

4. 正确看待患者的拒绝　既然知情同意是患者的一种权利，那么在很多情况下患者根据自己的价值观，对与自己的生命和健康相关的重要的诊疗措施做出了与医生希望不一致的判断或决定，即不同意或拒绝医生的建议和治疗，或收回他已做出同意的承诺，都应认为是正常的。医生应理智地看待这一问题。虽然在诊疗决定有关的技术运用方面，医生比患者懂得更多，但在诊疗与健康决定的个人价值取向方面，患者则比医生有更多的发言权。如果医生的建议是合理的，而患者不同意，作为医生伦理学上的义务是去找出患者不愿接受治疗的原因，充分地与患者及其家属沟通和交流。许多情况下可能是患者对医生的建议或目的不很了解或误解，医生在作充分耐心解释说明其利弊之后，大多数患者可以改变决定。有的患者拒绝是过分考虑家庭和经济上的原因，或是惧怕治疗痛苦；或是担心诊疗安全，影响未来的生活等。医生应予关注，尽可能采取低费用、高疗效、少痛苦的方法。对一些患者不合理的、又可能产生不可挽回严重后果的拒绝决定，医生可行使医疗特殊干预权，进行预定的治疗。

案例 4 中，遇到此特例，应该首先判断钱某的"拒绝"是否有效。如果钱某是十周岁以下儿童或自主选择力丧失，则其拒绝无效。如果钱某自主选择力正常，则其拒绝有效。这时医务人员应设法搞清患者拒绝的真实理由，从而为患者提供对治疗措施更充分的解释并帮助其克服不能接受治疗措施的困难。如果这种努力失败，则应尊重患者的意愿，同时作好详细和完整的病案记录。

5. 明确对特殊人群知情同意的限制　知情同意的执行并不是无原则的，更不能作为某些特殊人群不遵守相关规定的借口。比如对特殊传染患者的隔离、治疗、留验，精神患者、吸毒患者的强制治疗等。根据《传染病防治法》第 24 条规定，甲类传染病患者和病源携带者，乙类传染病中的艾滋病患者、炭疽中的肺炭疽患者、检疫传染病患者、病源携带者，疑似检疫传染病患者和与其密切接触者，都应当依法接受隔离、隔离治疗、留验等。另外，对精神患者、吸毒人员进行强制治疗时，此类患者也不得以自己享有"知情同意"决定权加以拒绝。因为此时需要权衡的是患者利益与整个社会利益，已不仅仅是患者个人权益能否达到最大化，价值取向应以社会利益为重，但强制治疗必须有法律的明确规定。

（常运立）

17

第二节　临床诊疗工作中的隐私保护

医疗职业的特点决定了医生常常可以了解到患者的某些隐私,可接触到患者从未和他人谈到或暴露过的身心领域。因此,尊重患者的隐私权是重要的医学道德规范。

一、隐私权的基本概念

隐私,是指与公共利益、群众利益无关的,当事人不愿他人知道或他人不便知道的私人信息,当事人不愿他人干涉或他人不便干涉的私人活动,当事人不愿他人侵入或他人不便侵入的私人空间。

随着时代的发展,人们从农业社会进入到工业社会,从熟人社会进入到陌生人社会,隐私权已经成为人们保障自己私生活独立性、保持私人生活自主性、保障生活安宁的重要权利。随着网络技术的发展,在网上搜集、储存个人的信息资料变得极为容易,而一旦传播,所引发的后果却是纸质媒体无法比拟的。与此同时,公民的个人意识越来越觉醒,公民个人对于自己生活信息的保密性、生活空间的私密性、私生活的安宁性要求越来越高。相应地,现代社会中公民要求保护自己隐私的呼声日益高涨。在这样的背景下,隐私保护已经提到了一个日益重要的位置。

2009年通过的《侵权责任法》第2条第2款规定:"本法所称民事权益,包括生命权、健康权、姓名权、名誉权、荣誉权、肖像权、隐私权、婚姻自主权、监护权、所有权、用益物权、担保物权、著作权、专利权、商标专用权、发现权、股权、继承权等人身、财产权益。"2017年颁布的《民法总则》第110条第1款规定:"自然人享有生命权、身体权、健康权、姓名权、肖像权、名誉权、荣誉权、隐私权、婚姻自主权等权利。"从这些表述来看,隐私权是与其他人格权并列的一项权利。隐私权作为一项具体人格权,是指自然人享有的私人生活安宁与私人信息秘密依法受到保护,不被他人非法侵扰、知悉、搜集、利用和公开的一种人格权。

隐私权主要包括四项权利内容:①隐私隐瞒权,是指权利主体对于自己的隐私进行隐瞒,不欲为人所知的权利;②隐私利用权,是指自然人对于自己的个人资讯可以进行积极利用,以满足自己精神、物质等方面需要的权利,这种利用权的内容,是自己自我利用而不是他人利用;③隐私支配权,是指自然人对于自己的隐私有权按照自己的意愿进行支配,许可他人介入或利用;④隐私维护权,是指隐私权主体对于自己的隐私所享有的维护其不可侵犯性,在受到非法侵害时可以寻求司法保护的权利,包括禁止他人非法收集、传播个人信息资料,非法利用个人情报;对于私人活动禁止他人干涉、追查、跟踪、拍照、摄影,禁止非法搅扰;对于私有领域禁止刺探、宣扬等。

患者隐私权是指在医疗活动中患者拥有保护自身的隐私部位、病史、身体缺陷、特殊经历、遭遇等隐私,不受任何形式的外来侵犯的权利。这种隐私权的内容除了患者的病情之外,还包括患者在就诊过程中只向医师公开的、不愿意让他人知道的个人信息、私人活动以及其他缺陷或者隐情。患者隐私的内容十分广泛,主要包括患者的私人信息、私人活动和私人空间三大方面。

患者的私人信息包括:①患者所患疾病等方面的信息,包括患者所患疾病的名称和患有该种疾病的原因,尤其为社会习俗所不能容忍、容易引起人们对其进行负向道德评价的疾病,如吸毒、性病、精神异常等;②病历资料方面的信息,病历资料包括门诊病历、急诊病历和住院病历,具体指住院记录、手术记录、体温单、医嘱单、化验单、医学影像检查资料、病理检查结果等;③身体、生理方面的信息,主要指患者身体的隐秘部位、先天生理畸形或生理缺陷等;④经济状况方面的信息,包括患者的经济收入和其他财产状况等;⑤有关病史方面的信息,如患者的家族疾病史、既往患病史、遗传病史、特殊经历、婚姻生育史等信息;⑥有关性生活方面的信息。

患者的私人活动是指患者在医疗机构接受医疗服务时所从事的与他人无关的私人行为,如患者住院期间的饮食、起居等。

患者的私人空间是指患者在接受医疗服务期间,因诊疗所需而暴露个人信息的空间场所,如门诊就诊室、检查室、手术室、住院病房等。在患者的私人空间,除直接从事诊疗、护理工作的医务人员外,其他与诊治无关的任何医务人员都无权介入,否则就是对患者隐私权的侵害。

二、侵害患者隐私权的主要形式

（一）诊疗过程中侵犯患者隐私权的行为

1. 非法获得患者的隐私

案例5

2013年美国著名的约翰·霍普金斯医院发生了一件轰动医学界的大案。从2005年开始，一位妇产科医生用摄像笔偷拍了约7000名患者妇科检查的照片、录像，存在个人电脑里，并未向任何人传播。后来被一个护士发现，报告了院方。这不仅违反医院规定，还构成了违法犯罪。医生马上被开除，警方及美国联邦调查局介入调查，医院及医生被起诉，事件最后以医院赔偿1.9亿美元、该医生自杀了结。

案例6

某女员工进入放射科进行透视检查时，隔壁的医生通过麦克风让她将外衣和胸罩全部脱光，站到检查台上进行透视检查。她说医生和她只有一块玻璃之隔，他们在隔壁可以清楚地看到她的身体。就这样，她裸露上身，足足在检查台上站立了10min。后来该女员工咨询了一些医学人士，得知像这样的检查根本不用裸体进行。于是她向法院起诉，要求两位当事的医务人员公开道歉。法院审理认为，放射科医生无故让上诉人赤裸上身接受透视，是对权利人隐私权的侵犯。

如果医务人员出于好奇心理或其他非法目的，向患者询问与诊治疾病毫无关系的个人信息；或者借身体检查之名窥视或接触与诊治疾病无关的患者身体部位，尤其是异性患者身体隐私部位，就构成了对患者隐私权的侵犯。

2. 随意泄露患者的个人信息或随意暴露患者的身体隐私部位

案例7

2011年8月，某医院一名实习医生觉得患者姓名"姚钱树"有趣，就将其拍照传至微博，照片中的诊治单上清楚地显示了患者的姓名、诊治项目、费用结算、手机号的前半部分等。2012年1月，某医院一名妇产科医生发布一则"处女孕妈"的微博，爆料患者隐私，短短两天之内，该微博被评论3500多次，转发14000多次。

患者的床头卡都公布着个人信息，医生在开会讨论时，指名道姓地说出病情和其他信息，就在无意之中暴露了患者的隐私。一些医院疏于管理，没有做好患者病历归档后的保密、管理工作，让一些无关人员获取到患者信息，造成了患者个人信息的泄露。随着微信等社交媒体的普遍使用，一些医务人员在微信等社交媒体上传未经患者同意而拍摄的医生抢救的照片，也构成了对患者隐私权的侵犯。

有研究者对400位在肛肠科就诊的患者进行问卷调查，统计分析显示：①就诊患者对诊疗活动中暴露阴部、肛周的反应阳性率59%～86%，中性率为12%～42%，阴性率为5%～11%；②男、女患者调查结果差异有统计学意义，女性就诊患者所产生的心理反应阳性率明显比男性就诊患者要高；③不同受教育程度调查患者分组之间差异有明显统计学意义，文化程度越低，阳性率越高。这提示医护人员在对就诊患者进行诊疗过程中，应该站在患者角度，力所能及地保护、遮挡就诊患者的隐私部位，维护患者权益，和谐医患关系。

（二）诊疗结束后侵害患者隐私权的行为

1. 在医院的广告等宣传材料中公开患者的信息

案例8

有一位患者长期受隐疾困扰，治愈后递给医院写了一封感谢信，医院觉得这是难得的宣传材料，于是放大、打印后在医院张贴，并附上其姓名、家庭住址，以显真实性。该患者得知后，提出精神损害赔偿要求。

案例 9

2003 年 11 月，某医院引进一套大型超声聚焦刀肿瘤治疗设备。该医院发出通知，对前 10 名来医院进行超声刀治疗的患者实行特价优惠，以配合医院进行对外宣传，本院职工介绍的直系亲属优先。该院某职工亲属王某因患子宫肌瘤到该院接受超声刀治疗，但王某并不知道该通知的内容。自 2003 年 12 月至 2004 年 4 月，医院以王某作为使用超声刀治疗法效果非常明显的第一例患者在电视台、报纸等多家媒体进行了宣传报道，并公开描述患者病理现象。王某得知此事后非常气愤。在与院方协商未果的情况下，王某一纸诉状将医院诉至法院。在法官的主持下，医院与患者达成了调解协议。

获得患者隐私的医务人员必须对其知悉的患者隐私保密，不得向其他无关人员泄露，否则就侵害了患者的隐私权。上述案例都是明显的侵害患者隐私权的行为。只要未经患者同意，擅自公开或利用患者的隐私，无论是出于什么目的，均构成对患者隐私权的侵害。

2. 医护人员非法利用患者的隐私

案例 10

袁女士怀孕后在医院建了围产保健卡，谁知不久，便收到了一家生产婴儿用品厂家的产品宣传材料，她觉得自己的隐私受到侵犯。袁女士认为，收到了厂家的产品宣传材料后，虽然表面上未对她造成任何影响，但一想到自己的家庭住址、生育情况轻易被陌生人知道，她心里就不舒服，这对需要保持心情愉快的孕妇来说，是非常不利的，因此向消协投诉。

医院或者医护人员将患者的私人信息透漏给有关商家，就构成了对患者隐私权的侵害。

（三）医学临床教学医院中侵害患者隐私权的行为

案例 11

有网友咨询：我去医院做人流手术，手术过程中进来一群人，有男的有女的，据说是实习医生在观摩，事后我觉得很屈辱，医院未经得我的同意，就让实习生观摩我的手术过程，是否侵犯了我的隐私权？医院有过错吗？

有律师回复：所谓隐私权是指自然人享有私人信息秘密依法受到保护，不被他人非法侵扰、利用和公开的一种人格权。根据你的陈述，医院安排一群实习生观摩你做人流术全过程，其实是在一个小范围内公开你的隐私，医院应当征得你的同意，否则就侵犯了你的隐私权。

患者没有配合临床示教的道德责任和法律义务，医院也就没有强迫患者示教的权利。如果在没有征得患者同意的情况下，由实习学生、进修医师对患者的隐秘部位进行观摩或诊疗操作，把患者当作"活体教具"，就是对患者隐私权的侵犯。在带教过程中，带教老师应增强带教责任心，充分与患者沟通，取得患者的理解和配合，创造良好的环境。同时，要加强实习生的素质教育和临床规范指导，重视对患者隐私的保护。

三、患者隐私权的保护

案例 12

2012 年 12 月 4 日，英国皇室公开凯特王妃怀孕的消息之后不久，澳大利亚某电台的两名主持人致电伦敦爱德华七世医院，自称是英国伊丽莎白女王和查尔斯王子，询问因孕期并发症而在该院住院的剑桥公爵夫人凯特王妃的病情。医院的值班护士对此信以为真，未核实打电话者的身份便将电话转接到凯特王妃所在的病房；病房的值班护士也同样上当，向电话来访人员介绍了凯特王妃的情况，导致王妃的隐私被泄露。该电台随后在节目中播出了完整的通话录音，称这是"史上最大的王室恶搞"。得知受骗，爱德华七世医院就泄露患者隐私深表歉意，并承诺将对电话转接规章进行检讨和完善。

重视患者的隐私保护是每一位医务工作者的责任。1949 年在伦敦召开的第 3 届世界医学大会通过的《国际医学伦理规范》规定：“由于病人的信任，医生必须绝对保守病人的隐私。”《执业医师法》规定：“对病人生理的、心理的及其他隐私，有权要求保密。病历及各项检查报告、资料不经本人同意不能随意公开。”《艾滋病防治条例》规定：“未经本人或者其监护人同意，任何单位或者个人不得公开艾滋病病毒感染者、艾滋病病人及其家属的姓名、住址、工作单位、肖像、病史资料以及其他可能推断出其具体身份的信息。”《传染病防治法》规定：“疾病预防控制机构、医疗机构不得泄露涉及个人隐私的有关信息、资料。”《侵权责任法》规定：“医疗机构及其医务人员应当对患者的隐私保密。泄露患者隐私或者未经患者同意公开其病历资料，造成患者损害的，应当承担侵权责任。”

尊重患者，保护患者的隐私不仅有利于为工作单位树立良好的形象，更有利于维护医患关系的和谐。为保护患者隐私，要着重做好以下几个方面。

1. 提高保护患者隐私的意识　广大医护人员要加深对维护患者隐私权的理解，提高保护患者隐私的意识。如男性医生检查女性患者必须有女性医务人员在场。一般体检没有必要裸露身体。特殊检查确需患者裸体检查的，必须向患者说明原因，并要有其他医护人员在场。在进行妇科诊疗、理疗、裸露检查时用屏风、隔帘等设施与外界隔离，在问诊时最好单独面对患者。当需要患者在就诊时协助医院完成教学和科研任务，并且在此过程中有可能涉及患者隐私时，必须事先明确告知患者，并且要经过患者的同意后方可进行。

2. 建立病历保管制度，严防患者隐私被泄露　制定并严格执行病案工作各项规章制度，使保护患者隐私成为病案人员的自觉行为。严格落实电子病历形成、存储、应用的技术操作规范。规定电子病历只有患者主管医护人员才有权限调取查阅，借阅或复印病历必须经过患者本人同意。如需进行科研教学，须经主管部门审批后仅限在病案阅览室阅读。总之，在病案管理的各项环节中医务人员都应自觉防止泄密、失密及病历资料丢失。

3. 规范病历资料的使用　在发表研究论文需要引用病例、图片时，应隐去姓名、肖像等具体信息。当需要使用患者资料进行学术交流时，应提前获得患者的同意，并在交流材料中对敏感内容做必要处理。

4. 创造私密、温馨的诊疗环境　患者在就医的过程中，在检查室、诊疗室和手术室以及住院病房等接受服务时，应该除了从事诊疗的医护人员之外，禁止第三人在场；在检查时应该设置遮挡或者屏风等进行遮挡隔离，消除患者内心的不安和焦虑，避免引起患者尴尬。在导尿、灌肠操作及进入手术室和送回病室等环节上，应尽量减少患者的暴露。

总之，作为医务人员，培养自己保护患者隐私权的意识相当重要。在繁杂的临床工作中要注意保护患者的隐私，尊重患者的人格，真正做到以人为本。

（杨同卫）

第三节　保护性医疗问题

一、保护性医疗的概念

保护性医疗制度是根据巴甫洛夫学说而建立起来的，由于受到有关法律条款以及伦理思想认可，保护性医疗已在医疗界实行多年。

保护性医疗是医方为保护患者生命健康权益，在某种特殊情况下，对患者隐瞒病情、治疗手段、治疗风险等信息，以避免对患者形成不良身心刺激，影响治疗效果的医疗措施。保护性医疗之所以得以长时间存在，是患者家属或医务人员在预测患者知晓病情后，可能会出现的强烈心理反应及各种不良情绪而严重影响后续治疗效果，或者不愿让患者身体受到疾病摧残，同时再经受重病所致的心理打击时而作出的一种保护性选择。

二、保护性医疗的适用范围

保护性医疗是一种“特别干预”和“善意隐瞒”，从医学人道主义出发有其存在的伦理价值。在临床工作中，医师是否采用保护性医疗手段尽可能以是否有利于患者为原则。

（一）保护性医疗与临终关怀

在临床工作中，常见的保护性医疗措施首先适用于重症末期患者。在治疗过程中，由于患者方面的知识程度与心理态度，可能会因无端的疑虑和对死亡的恐惧，抗拒接受治疗，任由病况加重恶化。这种情况下，医务人员对重症及末期患者刻意隐瞒或部分隐瞒关于病情、预后及治疗风险的相关信息，以防止患者出现不安、悲观、自暴自弃等不良身心状态而影响治疗。

在临终关怀阶段，保护性医疗可以减少对死亡的恐惧。但不告知病情的程度和预后，也会导致患者在去世前意识清楚的情况下未能立下生前遗嘱，存在伦理问题。因此，医务人员要与患者家属进行充分沟通，了解、评估患者对疾病或治疗措施（如手术）导致的肢体或器官功能障碍、形态、容颜的改变等的认知度和心理接受程度，以及患者的反应对疾病预后可能产生的影响。

（二）保护性医疗与特殊疾病

临床上对于合并严重高血压、心脑血管疾病的患者，如实告知病情可能会引起严重后果的，或者会改变患者选择而严重不利于疾病治疗的（如告知患者手术后需要造瘘的直肠癌手术，患者考虑到美观等因素会拒绝手术的），医务人员同样会采用保护性医疗措施。

但是，综合考虑保护性医疗的利弊，其适用的疾病范围应限于某些特殊疾病而不能扩展到普通疾病。所谓特殊疾病，应该是指医学公认的治疗难度大、对患者心理影响大、预后不良并且能有效对患者隐瞒的疾病，如恶性肿瘤、肝硬化等。

此外，医务人员采用保护性医疗措施务必做好与家属的沟通协作，要将病情、治疗方案、风险与预后等情况如实告知患者家属，并充分尊重家属意见。如果能征得家属同意，则应由双方从各自侧面共同实施。双方在对患者治疗护理及日常生活照顾中均应谨慎言行，避免因语言、表情、行为等方面出现让患者猜疑的情况。同时，医务人员要取得患者家属书面同意书。

三、保护性医疗与患者知情同意权之间的伦理冲突

案例 13

一临产妇女腹部疼痛难忍，医生诊断为临产且慢性阑尾炎急性发作。决定行剖宫产，并经患者家属签字同意。产科医生在手术操作过程中，为产妇的健康利益着想，根据其实际情况，切除了产妇体内已发生病变的阑尾。事后产妇家属认为医生未经患者家属同意就擅自切除患者阑尾，侵犯了患者的知情同意权，并担心产科医生所做外科手术质量不高，伤口愈合不好。

上述案例中，医生的做法有何不妥，为什么？

2009 年 12 月 26 日，第十一届全国人民代表大会常务委员会第十二次会议通过了《侵权责任法》。其中第 7 章第 55 条规定："医务人员在诊疗活动中应当向患者说明病情和医疗措施。需要实施手术、特殊检查、特殊治疗的，医务人员应当及时向患者说明医疗风险、替代医疗方案等情况，并取得其书面同意。"

我国自 2002 年 9 月 1 日起开始施行《医疗事故处理条例》。其中第 11 条规定："在医疗活动中，医疗机构及其医务人员应当将患者的病情、医疗措施、医疗风险等如实告知患者，及时解答其咨询。但是，应当避免对患者产生不利后果。知情同意权包括了解权、被告知权、选择权、拒绝权和同意权等。"

可见，知情同意权是患者在医疗活动中享有的一项重要权利。知情权是患者对与其疾病相关事项知晓了解的权利；同意权是患者在充分"知情—理解"的基础上通过分析比较后的自主决策权。加强对患者知情同意权的保护，是预防医疗纠纷的有效途径之一，对确保医疗质量，构建和谐的医疗环境有极其重要的作用。

随着时代的发展和医学模式的转变，更多的患者开始关注自身的合法权利，一些国家已通过较为详细的法律制度对知情同意权在各个环节的具体体现进行了相应的规定，知情同意已成为患者拥有的基本权利和医务人员所应履行的基本义务。然而，保护性医疗从医学人道主义出发，在特定情况下依据符合患者利益的伦理逻辑，采取对患者善意隐瞒等方法以确保治疗质量，必然会引发"知情权"与"保护性医疗制度"的冲突。

1. 保护性医疗与知情权和意思自治的基本原则存在冲突　在实施保护性医疗制度的过程中，医务人员通常将有关病情和治疗方案的信息告知患者的家属，让家属讨论并代替患者选择和决定治疗方案。但根据医疗契约理论和民法意思自治的基本原则，整个治疗过程中患者的知情、选择及决定等权利在原则上应当由患者本人行使，从而充分体现和贯彻知情同意原则，并使得医疗契约具有法律效力。在这一方面，保护性医疗措施与患者知情权和意思自治的基本原则存在着一定的冲突。

2. 保护性医疗与患者同意权的冲突　保护性医疗是以医方特别干预权为基础,通过医务人员的特殊权利限制患者行使权利,从而履行医方对患者应尽的义务。而知情同意权规定患者应该在了解病情的情况下选择适合自己的医疗方案,因此保护性医疗措施势必会限制患者的部分自主权。在保护性医疗制度的措施下,事先不知情患者表达的意愿肯定是不符合知情同意原则的基本要求的。

3. 保护性医疗下知情同意权与隐私权存在冲突　在我国,家庭的本位意识通常高于个人,而且我国法律对医疗知情同意权规定了双重主体即患者及其家属,这就导致在保护性医疗的活动中,医方会把知情同意权对象的概念有所混淆,甚至认为患者和家属都是一样的,并会将患者有关病情告诉其家属,该行为在一定程度上不利于患者隐私保护,这就又与患者隐私权产生了矛盾冲突。

4. 医患双方价值观问题　马克思主义认为,人是"现实的个人"。人作为独立的个体,在世界观、人生观、价值观方面存在一定程度的区别。患者作为独立的个体,有自己的思想观念、理想信念、思维习惯等。

临床诊疗伦理认为,自主原则是临床诊治工作的基本道德原则之一。即患者在诊疗过程中,具有询问病情、接受或拒绝或选择诊疗方案的自主权。

临床工作中常见这样一种情况,某患者主张生命价值论,认为人应该在有限的生命年限实现自我无限价值;而医务人员和患者家属主张采用保护性医疗措施,正是被患者的这种精神感动,希望通过善意的欺骗延续患者生命,实现生命价值论与神圣论的统一,最后却导致了两者之间的矛盾冲突等。

（欧阳静）

第四节　姑　息　医　疗

人口老龄化的现实和癌症发病率的增加,不仅对患者生命质量产生重要影响,也给患者家庭和社会带来沉重的压力与负担。在我国老龄化和癌症发病率不断攀升以及党和国家提出要"推进健康中国建设"的大背景下,针对末期疾病患者提供姑息医疗的迫切性和重要性日益彰显。姑息医疗是一种专门研究和管理一类特殊患者的治疗方法和学科,其研究范畴是如何使患者和患者家属获得最佳生存质量,很多方面的姑息医疗可与抗癌治疗一起应用于疾病过程的早期。

案例14

一中年男性患者因胸背疼痛就诊,诊断结果为肺癌晚期。随着病情进展,患者出现两侧胸腔积液及心包积液,胸闷、憋气疼痛等逐渐加重,建议以姑息对症治疗为主。患者家属提出是否意味着放弃治疗。医生充分评估患者病情的同时,积极反复和家属进行沟通,讲解姑息治疗的正确理念,帮助患者家属认识到,他们一直忽视了患者本人的"疼痛"。后期治疗过程中,给予患者规范化镇痛及积极症状控制,疼痛缓解且耐受性良好,饮食及精神状态好转。家属也放弃了原本要进行的临终前的强化治疗,最终患者舒适地走完了人生最后里程。

一、姑息医疗的概念

"姑息(palliative)"来源于拉丁语"大披肩(pallium)",意味着一个斗篷或一种掩饰物。1975 年,加拿大医生 Balfour Mount 率先提出"姑息医疗"(palliative care)的概念,目标是建立一个综合的、以医院为基础的姑息医疗体系,该体系包括患者住院治疗、会诊服务、居家照顾项目、家属支持以及姑息医疗相关的研究与教学。2002 年世界卫生组织(WHO)修订了姑息医疗的定义,认为姑息医疗是通过早期识别、积极评估、治疗疼痛等症状,缓解躯体、社会心理和心灵的困扰,从而改善严重病患及其亲人的生活质量。

因此,姑息医疗是对那些对治愈性治疗无效的患者完全的主动的治疗和护理,其措施是控制疼痛及有关症状,并对心理、社会和精神问题予以重视,其目的是为患者和其家属赢得最好的生存质量。显然,姑息医疗的目的是提供一个支持系统,使患者在患有对治愈性治疗无效的疾病时过一种尽可能主动的生活,同时为患者家属提供一个支持系统,使其能够应付及正确对待患者生存期间的一切情况,以及最后自己所承受伤痛。

姑息治疗很容易被误解为是放弃治疗。其实,姑息治疗停止的只是那些被认为对患者已是过度,且无效的治疗。姑息治疗也不等于临终关怀,姑息治疗的对象是患有威胁生命疾病的人,不局限于患者的临终期间,而是适用于疾病的任何阶段,甚至延续到对丧亲者的支持。此外,不只是癌症患者,心血管疾病、慢性肺病、艾滋病、糖尿病患者都可能需要姑息治疗的支持。

二、姑息医疗的总体原则

姑息医疗是一种关怀医学,给有生命危险或衰弱的患者提供系统地照顾。姑息医疗以患者及其家属为中心,在配合患者及其家属的需求、信仰、文化等心理、精神的前提下,致力于患者的疼痛及症状控制,目标是维持尽可能高的生活质量。可配合积极治疗手段应用,也可以此治疗为主。

WHO对于姑息治疗特别强调症状控制、患者支持、提升生活质量等多方面的内涵。应在"病程早期"与放化疗共同应用,是放化疗的有效补充,让临床医生从癌症治疗的初始就可以"更好地了解和管理令人痛苦的临床并发症"。具体原则体现在以下方面。

1. 以患者为中心,维护和尊重生命　广泛开展死亡教育,改变人们对于"积极抢救"的盲目迷信和对于"放弃治疗"的错误认识至关重要。姑息医疗的基本任务是要帮助人们从严重的疾病中解脱,支持人们与晚期疾病所面临的死亡斗争,寻求临终时的平静与尊严。

2. 帮助接受死亡,提高生命质量　生老病死,本是生命的自然过程,而人们往往非常重视"生",却刻意忽略了老、病,尤其是死。姑息医疗包含的治疗理念并不是过度医疗,生命和死亡都是自然过程,一旦患者确诊为不可治愈的疾病,而且处于疾病中末期的时候,我们不应该加速死亡,更不应该拖延这样一个不可避免的过程。

3. 缓解疼痛症状,舒适医疗服务　疼痛缓解和症状控制十分重要,许多临床试验均已证明,对晚期癌症患者的疼痛和症状的控制,不仅可以缓解患者的痛苦和提高其生活质量,还可以适当延长生存时间。

4. 提供心理支持,精神关怀为主　在我国临床实践中并不重视患者的精神心理关怀,我们需要建立一个多学科团队,帮助患者缓解心理上的焦虑和抑郁情绪,这也能在很大程度上促进患者其他症状的缓解。

5. 提供团队服务,帮助患者家属　居丧照护服务团队通常是从临终患者进入濒死期开始的。协助临终患者家属做好后事准备,在患者去世后,协助办理丧葬事宜,并重点做好家属的居丧辅导工作。

三、姑息医疗的伦理支持

姑息医疗坚持以人为本,注重控制症状,提高生存质量,其理念是尊重生命,遵循生死规律,追求有尊严、安详、无痛苦的死亡,从医学人道主义出发,可以获得伦理上的支持,并具有合理性。

(一)坚持生命神圣与生命质量的辩证统一原则

人的生命是神圣的。除了生命本身的价值,生命质量也是十分重要的。现代医学模式下的姑息医疗强调对人的身体、心理、社会、心灵全方位的关照,一方面秉持生命神圣的观念,敬畏生命,认为生命不可随意放弃;另一方面姑息医疗在致力于提高患者生命质量的同时,虽然有可能无法保证延长预期生存期,但是这种模式至少不会缩短预期生存期。

(二)坚持患者知情同意原则

知情同意是医学伦理学视域内富有争议的原则,但是,作为姑息医疗最重要的主体,患者的知情权、参与权和治疗决定权应当得到保障。保障患者知情同意意味着患者掌握疾病的全部信息,如何对患者进行告知,应当根据患者的接受程度和疾病状况而定,患者如果具有良好心理素质,真实告知本人疾病信息利于其积极主动配合治疗,反之,如果患者没有良好心理素质,真实告知本人疾病信息易造成精神压力过大及抑郁,这样不仅病情得不到有效的控制,还可能会加重,或使部分患者拒绝治疗。这个过程中,医务人员扮演非常重要的角色,要为患者提供各种可能的治疗方案,供其参考。更多时候要帮助患者作出最有力的选择。因此,医务人员需要学习和掌握更多的理论知识和经验,才能在临床过程中真正解决实际问题。

(三)坚持临终关怀原则

姑息医疗是从临终关怀演变而来,其理念与临终关怀相似。以患者的临终需求为现实依据,关爱生命,全力救治患者、消减痛苦、帮助患者最大限度地延长生命,满足患者对生命的渴望,使患者感受到医师对患者生命的重视。不仅延长生命的时限、更保证临终生命高质量。因此,姑息医疗不是让患者消极等待死亡,医务人员的任务是积极应用现有各种手段帮助患者有效缓解疼痛。医务人员的治疗目标是对患者的精神、心理压力的帮助,包括对亲人的不舍,对死亡的恐惧,对有限生命的绝望。作为医务工作人员,在不能延长患者生命长度的情况下，尽可能采取措施帮助患者拓宽生命的宽度和广度，使患者在面对死亡的时候可以活得有尊严，减少因死亡而带来的恐惧和不安，用爱包围余生的每一天，使更多的癌症患者和终末期患者真正得到姑息医疗的救治等。

（欧阳静）

第五节　放弃医疗

随着我国经济实力的不断提高和社会保障制度的日趋完善，先进的医疗手段使得以前许多不能治愈的疾病被攻克，目前绝症患者的生存期明显延长，生存质量明显提高。但临床实践中，放弃治疗的现象却不断增多。在某些特定情况下，放弃治疗可减少公共卫生资源的浪费，是社会公众对生死意义的再认识，是人类道德意识进步的体现。但在其实施过程中可能导致医患双方的伦理冲突乃至医疗纠纷，关系到医患双方的道德观念、人身权益。

一、放弃医疗的定义

放弃医疗的概念包括两个方面的内容：①对于通过医疗干预可以好转甚至治愈的患者，放弃医疗指医院、患者本人、患者家属任何一方或者几方因为某种或某些原因决定对需要治疗的患者终止有效的治疗措施或者不给予有效的治疗，任由疾病自然发展；②对于不可治愈的患者，放弃医疗指临床医生通过自主科学审慎的判断或根据患者及其家属的要求终止治疗的行为。

与放弃医疗相关的概念"放弃治疗"是指医生根据患者、患者家属的决定，或者自己审慎的决定，对身患绝症、没有康复可能和治疗价值的患者，终止治疗措施，任其自然死亡，这样的概念是对放弃治疗作了限制性的解释。两者之间既有相同点也有不同点，放弃医疗的形式更多样化。放弃医疗也不同于安乐死，安乐死是指对无法救治的患者停止治疗或使用药物，让患者无痛苦地死去。我国的定义是指不治之症患者在垂危状态下，由于精神和躯体的极端痛苦，在患者和其亲友的要求下，经医生认可，用人道方法使其在无痛苦状态中结束生命的过程。

二、放弃医疗的原则与规定

放弃医疗的原则有两个，分别是生命价值原则、自愿原则。

（一）生命价值原则

生命价值原则是医学伦理学最基本的原则之一，是人类对生命的控制和死亡控制的主要依据。它的基本观点是人的生命是生物学生命与社会学生命的统一，尊重人的价值包含了尊重人的生物学生命与社会学生命的统一，尊重人的内在价值与外在价值的统一。医学在保存人的生物学生命的同时，更重要的是增进人的社会学生命。对无法医治而心身痛苦的患者，在不违背患者及其家人利益且不对他人造成危害的前提下，患者拒绝救治或放弃治疗的选择，应当给予尊重，这是与尊重其社会学生命的原则相一致的。同时，这种患者无论从人的生命内在价值，还是外在价值来看，已处于一种价值趋向于零的状态之中。此时不惜一切代价去维持这种无价值的生命，实际上是在拖延其死亡过程而已。

（二）自愿原则

对于患有严重疾病、毫无治愈可能的患者来说，继续治疗、抢救只是延长患者的生命，不会提高患者的生活质量，相反会使患者陷入极度的病痛折磨之中，为减少患者痛苦，患者、患者家属、医院决定放弃治疗，这属于主动放弃。由于家庭情况、经济情况、社会保障以及医疗条件有限等客观因素，患者、患者家属、医院决定无奈地放弃治疗属于被动放弃。伦理学主张，只要不妨碍他人，不妨碍社会，每个人的生活方式包括宗教信仰等理应得到尊重，因此，对于那些无望治愈的临终患者，是否放弃治疗，首先必须以患者本人的意志为依据，医生须忠实地执行患者本人的意志。在患者确实已丧失了意识，或者只有某种程度的意识时，下列几种人可以代表患者表达意志，依次为配偶、子女、父母、信任的亲朋好友、律师等，矛盾的解决还在于承认现代医学的局限性及病情不可逆的事实，尊重患者的意志，与医生共同协商，取得共识。

（三）我国关于放弃医疗的相关规定

在放弃医疗的对象方面，只有患有绝症、并且没有治疗效果的患者才能对其放弃医疗，主要有以下几种：①"植物人"；②脑死亡者；③永久性昏迷（应由法律作出规定，昏迷持续多长时间可被推定为永久性昏迷）；④经确诊为现代医学无法治愈的疾病患者。

放弃医疗决定的作出者方面，患者有意思表示能力时，应听从患者的意思。患者有意思表示能力但为精神病患者或未成年人，其放弃治疗而监护人反对放弃治疗的，不得对其放弃治疗。患者无意思表示能力时，可以由家属决定。在患者无表示能力而家属又反对放弃治疗的，院方可以向放弃治疗审查委员会申请放弃治疗。此处的意思表示能力不同于民法上的意思表示能力，更不等于民事行为能力，而应注重患者是否能理解疾病及治愈前景，以及放弃治疗的性质和后果。

在卫生行政机关里设立放弃治疗审查委员会，负责对"绝症""治疗无效"的鉴定；对放弃治疗是否符合患者最佳利益，是否适当作出鉴定；对患者是否有放弃治疗的意思表示能力作出鉴定；在患者无意思表示能力而家属反对放弃治疗的情形下，根据院方的请求作出是否放弃诊疗的决定。放弃治疗审查委员会应由医学专家、医学伦理学家、法学专家，尤其是医事法学专家组成。

三、放弃医疗的法律问题及注意事项

《宪法》第 45 条规定："公民在年老、疾病或丧失劳动能力的情况下，有从国家和社会获得物质帮助的权利。国家发展为公民享受这些权利所需要的社会保险、社会救济和医疗卫生。"这里患者从国家和社会获得物质帮助的权利当然也包括从医院获得各种诊疗服务的权利，不能在其患病时对其放弃治疗。

对于通过医疗干预可以好转甚至治愈的患者，放弃医疗已不是医学问题，而应从法律层面上去讨论。法律规定只有完全民事行为能力人出于自愿对自己放弃治疗的行为才有效。首先，完全民事行为能力人有放弃治疗的民事行为能力。其次，完全民事行为能力人放弃治疗的意思表示真实。再次，对自己放弃治疗不违反法律规定。所以从法律的角度而言，只有完全民事行为能力人对自己放弃治疗才是合法和有效的。对于其他情况的放弃治疗，不仅无效、违法，还有可能构成犯罪。不论是父母，还是子女，均无权决定对患者放弃治疗。从医学科学的角度来讲，放弃医疗的医疗制度规范和相关法律法规的健全尤为必要，而从法律角度来讲，不论医师、患者还是家属，遵守法律是每个人的底线。

（欧阳静）

第四章 医患关系中的伦理问题

医患关系是医疗实践活动中最基本的人际关系,它既有社会关系的一般共性,又有基于医疗行业本身的特殊性和社会历史发展带来的自身特点。这一关系的协调与否直接影响着整个医疗卫生领域实践活动的开展与良性运转。而社会决策者、公众及医务工作人员对医患关系的认知无疑是决定关系如何发展的重要因素。学习和掌握医患关系的相关伦理知识,对于医生的个人成长与行业发展都有重要意义。

第一节 医患关系的含义及性质

案例1

患者,男,65岁,早上排便后突然出现呼吸困难、意识模糊,就诊某医院急诊。既往有慢性喘息性支气管炎,阻塞性肺气肿病史20余年。入院查体提示:患者周身明显发绀,呼吸浅慢,意识不清,呼之不应,双肺呼吸音粗,满布干湿性啰音。接诊医务人员立即给予吸氧、监护、建立静脉通路、平喘等对症支持治疗,治疗后症状缓解,此后患者再次发生呼吸困难并意识模糊,根据患者症状、查体及辅助检查诊断为自发性气胸(左侧)。医务人员向家属交代病情,且根据患者病情建议行胸腔闭式引流。患者家属表示:患者年龄大了,病情凶险,不想过多折腾受罪了,并已准备好寿衣。医务工作者再次与患者家属沟通:"虽然病情凶险,但目前行闭式引流还是有希望的。"经沟通后家属最终同意行闭式引流,30min后,患者呼吸改善,意识转清,患者家属非常感动,感谢医生挽救了亲人的生命。

问题:此案例中更多的体现出了医患关系的什么性质,这种性质对医生提出了什么要求?

医疗实践中会涉及很多复杂的关系,包括医患关系、医际关系、医疗团体与管理单位的关系、医疗团体与社会的关系。医学史专家西格里斯也曾经说:"一个医学行动始终涉及两类当事人,即医生和患者,或者更广泛地说,医学团体和社会,医学无非是这两群人之间的多方面关系。"在这其中,医患关系是医疗实践中一种最重要、最复杂的关系。

一、医患关系的含义

医患关系是在医疗实践过程中形成和建立起来的一种特殊的人际关系,它有狭义和广义之分。狭义的医患关系是特指医生与患者之间的关系,在医学发展的初期,这种关系很简单,也就是一个医生和一个患者在诊疗过程中形成的社会关系,相对简单,矛盾冲突比较少。随着医学和社会的发展,医患关系的内容就变得复杂起来。广义的医患关系,指两个群体之间的关系,也就是一方以医生为主体,"医"不仅是指医生、护理、医技人员,还包括管理、后勤服务人员及医疗群体等;另一方以患者为主体,"患"不仅指患者,还包括与患者有关联的亲属、监护人、单位组织等群体,这种医患关系涉及人员较多,出现的矛盾冲突多而复杂。

二、医患关系的性质

从医患关系的概念不难发现,医患关系具有社会普遍性、医学技术性、人际社会性、历史发展性、双向互动性的特点。基于以上特点,学术界对于医患关系的性质作出了不同的解释。近年来,有些学者认为我国医患关系的性质主要表现在两个方面。

（一）契约性质

一般来说，契约就是相关参与主体所达成的协议、合同，其主要内容是对各参与主体的权利与义务及其关系的相互约定。医患关系是建立在平等基础上的契约关系，是指医方和患方在医疗的过程中，就双方权利、义务及其关系做出明确约定的协议或合同。

这种契约同其他契约一样，应该建立在平等、合法的基础上，医患双方的法律地位是平等的，没有高低、从属之分，不存在命令与被命令、管理与被管理的关系。这种契约关系的基本精神是体现社会公正，同时也不允许违背社会主导的道德；本质是对患者生命健康权和自主权益的尊重，以及对该关系中各参与主体正当权益的合理兼顾；其表现形式是多样的，可以有口头的、书面的，或者一般的、特殊的。

与社会上一般的契约关系相比较，医患之间的契约关系带有明显的特殊性，即契约中有更多的内容不是由双方随机、自由约定，而是由国家法律和社会主导道德的相关规范加以约定。例如，对突发重症疾病、需要急诊急救的患者，虽然不一定能取得患方知情同意，不一定能经过签写契约的程序，但是医务人员决不能以自己未有契约承诺为由，而否定自己救死扶伤的角色义务。这是因为，结成医患契约的两方在对医学知识和医疗资源的占有和掌握上存在着显著差别，尤其是患者求医时的弱势处境和焦虑、迫切心态，使得难以保证在缔结契约的过程中进行真实的对等协商，这时候需要国家和社会给以特殊规定和保障，以保证医患契约中的平等性、公正性。所以，为真正体现社会公平、保护患者生命健康权益，医务人员和患者都应正确处理契约关系。

契约既是法律的约束，也是职业道德的约束。医务人员不能仅把契约视为一种签字程序，而是要把契约当成一种伦理精神和责任，不仅要重视订立契约的结局，而且更应该重视订立契约的过程，防范以契约形式的平等替代契约实质的平等，尤其是要防范以契约的形式平等来制造、掩盖契约的实质不平等现象的发生。用契约把不平等"包装"成平等，这是医方必须倍加重视并严加防范的问题。在医患的契约关系中，患者也要履行契约，尊重医务人员、尊重医学科学，主动与医务人员沟通，配合治疗。

（二）信托性质

医患关系是建立在信赖基础上的特殊人际关系，当代中国的医患关系是以社会主义法制为保障建立起来的信托关系。这种信托关系对医务人员提出了特殊的道德要求。患者因为对于医疗机构担当的社会责任和医生职业的信赖，把自己的痛苦和隐私告诉医生，把康复的期望托付给医生，信托不仅是患者行使自主择医权的客观行为表达，而且是患者行使自主择医权的主观心理前提。医生如果违背了这种信托关系，也就违背了医生所代表的职业道德规范，不仅辜负了患者的信任，还会对从业的医疗机构和医疗行业产生恶劣影响。所以，信托理念成为构建医患双方极为复杂的交往关系的基石。良好医患关系的形成，尤应强调解决信托中存在的问题。一方面，医务人员要珍惜患者的信任，不断提高自身的诊疗水平和人文素养，增强为患者服务的意识，用技术与素养取信于患者。另一方面，患者对医生也应该以诚相待，信任医生，听从医生的建议和意见，配合医生的治疗，认真执行医嘱，这样才能取得好的治疗效果。人际间的信托，不仅需要交往各方的诚信美德，而且需要社会的诚信机制（规则的制定及其运作，氛围的营造及其完善）。目前，诚信制度的设立和运转是关键的环节。完善社会主义法制，才能使患者就医、医者行医及其二者的信托关系受到法律保护。

（路　玲）

第二节　医患关系的内容及模式

一、医患关系的基本内容

在医疗实践的过程中，根据与诊疗疾病有无直接关系可以把医患关系的内容划分为两部分，即医患关系的技术内容与医患关系的非技术内容。

医患关系的技术内容是指在医疗实践过程中，医生与患者之间建立起来的医疗行为关系，如诊疗前征求患者的意见、治疗方案同患者讨论、诊治措施的决定和执行。

医患关系的非技术内容是指在实施医疗技术过程中，医生和患者之间由于社会、心理、经济、法律等人文方面的影响所形成的伦理关系、利益关系、文化关系、价值关系和法律关系等。医患关系的上述两部分内容,从医学伦理学的角度又可称为"治疗性医患关系"和"非治疗性医患关系"。

医患关系的这两部分内容既有区别又有联系,医患关系的技术内容是构成医患关系的基础,是联系医患关系的纽带,没有诊疗过程中的技术方面的关系,就不可能构成医患关系的非技术方面。医患关系的非技术内容(如医务人员的服务态度、服务质量等)又是医务人员实施医疗技术的保证,它的水平差异会影响到医疗质量的好坏。据中国医师协会调查显示,在各种医疗纠纷当中,因医疗技术原因引起的不到20%,而80%的原因是由于语言沟通、服务态度等方面的问题。可见,在医疗活动中,医患关系的技术内容和非技术内容相互依存、相辅相成,共同作用于医患关系,进而对医患关系和医疗效果产生重要影响。

二、医患关系的基本模式

由于医患关系内容的复杂,使得医患关系模式的划分也呈现出多样性的特点,国内外学者均有不少的提法,其中萨斯 - 荷伦德模式逐渐被医学界所接受,成为当今医患关系的基本模式。1956 年美国学者萨斯(Szasz)、荷伦德(Hollender)在《内科学成就》中发表了《医患关系的基本模式》,根据医生和患者的地位、主动性大小将医患关系归纳为三种类型。

(一)主动 - 被动型

在这一模式中,医生是主动的,患者是被动的,医生决定一切,即决定权威是医生,患者只作为疾病的载体,是医生的对象。它的特点是患者到医院就诊,要求医生给予诊疗,往往将自己处于被动地位,而医生掌握诊疗技术,接受患者的请求,给患者以诊治,往往以主导者自居。患者不能发挥积极主动作用,不能发表自己的看法,也不能对医生的责任进行有效的监督,容易引起不应有的事故和差错,这实际上是一种不平等的医患关系。故西方医学者把这一模式称之为"父权主义模式"。这种模式,在强调人权的今天,已受到越来越多的批评。这种模式仅一部分患者是适用的,如休克昏迷患者、精神病患者、严重智力障碍者、婴幼儿等行为能力受限者。

(二)指导 - 合作型

这是一种构成现代医患关系的基础模式。患者被看作有意识、有思想的人,在医患双方关系中有一定的主动性,医者注意调动患者的主动性,医患关系比较融洽,但这种主动性是有条件的,是以主动配合、执行医生的意志为前提的。主动配合的具体表现是主动述说病情,反映诊治中的情况,配合检查和治疗。但对医生诊治措施,既不能提出异议,也不能反对,医者仍具有权威性,仍居于主导地位。这一模式无疑比主动 - 被动型医患关系前进了一步。它有利于提高诊疗效果,有利于及时纠正医疗差错,在协调医患关系中能够起到一定作用,但总体上医患权利仍然是不平等的。

(三)共同参与型

这是现代医患关系的一种发展模式,它改变了患者处于被动的局面。这种医患关系,医者和患者都具有大体同等的权利和主动性。医患之间不再是单向作用,而是双向作用。此类型与以上两种类型的区别是患者在医疗过程中不是处于被动地位,而是主动与医生合作,主动参与医生的诊治活动,提供各种情况,帮助医生做出正确诊断,有时患者还和医生一起商讨治疗措施,共同做出决定。医生在诊疗过程中能认真听取患者的意见,采取其中合理的部分,医患间有近似同等的权利和地位,诊治中发挥着医患双方的积极性。这种类型对消除医患隔阂,建立真诚和相互信任的医患关系,提高医疗质量是非常有利的。大多数慢性病适用于这种模式。由于治疗措施可以主要由患者完成,一般心理治疗也适用于这种模式。

当今医患关系由以医生为中心向以患者为中心转变的趋向,医患关系中患者地位不断提高,患者权利不断增强。随着教育水平的提高、公民权利意识的增强和患者对自身健康的关注,医患关系中患者的地位和主动性将更加提高,传统的家长式的医患关系正朝着以患者为中心的医患关系模式转变,患者拥有了更多的自主权利,医生也必须把尊重患者的自主权看成是绝对的义务,让患者有权参与有关自身医疗选择。但是,医生必须坚持原则,在强调医患互动的同时充分发挥医患双方的积极性。

对医患关系进行上述类型的划分并不说明不同类型医患关系的好坏或者优劣,它们在特定的范围内都是正确的、有效的。但对大多数患者来说,应当按照指导 - 合作型和共同参与型的医患关系模型来组织治疗。它只是表明医生在总体上发挥患者积极主动性的同时要对不同的患者区别对待。

(路 玲)

第三节　医患关系发展趋势

案例2

患者张某，男，66岁，因间断胸闷不适就诊某医院，检查结果提示：肺纤维化、主动脉夹层、升主动脉瘤。主动脉夹层及主动脉瘤极其凶险，医务人员立即向家属告知病情，下病危通知，同时建议手术治疗。在此过程中，医务人员告知家属，手术是常规手术，成功率比较高，家属签字同意手术。术后，家属被告知手术顺利。但是术后第二天，患者出现心肺衰竭，医院立即抢救，并实施Ecom（替代心肺功能的机器），但最终抢救失败，患者死亡。死亡证明中患者死亡原因的描述是主动脉瘤，Ⅲ型主动脉夹层。

次日，家属质疑医院的做法。面对家属的质疑，医患办的工作人员建议他们通过司法途径解决。因医院没有告知尸检的重要性，家属很快将患者安葬。在没有尸检的情况，某鉴定机构鉴定意见显示，医院的医疗过错行为与被鉴定人张某的死亡后果之间存在一定因果关系，医方承担次要责任，建议参与度为C级（赔偿参考范围20%~40%）。法院一审判决：某鉴定机构作出的"医院的医疗过错行为与张某死亡存在一定的因果关系，医方承担次要责任，建议参与度为C级的鉴定"结论，是在张某未进行尸检，无法判定死亡原因的前提下提出的，故而被告（医方）应当承担全部责任。医院不服判决，上诉到某中等人民法院，并作出终审判决：双方各承担50%的责任。该院认为：本案中，原告认为鉴定结论不符合基本事实和鉴定程序指引，要求医院承担全部责任，但并未向法院提交充分的证据以否定该鉴定结论。结合本案的实际情况，（医院方）在患者死亡后，未充分告知死者家属尸检的意义以及对原告的影响，存在一定过错，故酌定被告对原告的各项损失承担50%的责任。

问题：案例说明了现代医患关系的什么特点？现代医患关系与传统医患关系的调节方式有何异同？

在不同的历史时期，由于社会经济发展水平、科学技术水平、人们的认识能力、思想道德观念、价值追求等因素不同，形成了不同的医患关系，表现出不同的历史特征。随着社会不断发展，现代科技在医疗领域的作用不断增强，市场经济向医疗领域中不断渗透，人们的价值观、道德观和人际关系都发生巨大的变化。在医疗领域，患者的参与意识、权利观念开始觉醒，法律在医疗活动扮演着日益重要的角色。基于社会的进步和医患角色在诊疗中的地位变化，医患关系呈现新的趋势。具体言之，包括医患结构的物化、医患交往的"经济化"、医患要求的"多元化"以及医患调节的"法制化"。

一、古代医患关系

古代医患关系建立在农耕文化基础之上和以血缘关系为纽带的"熟人社会"背景之中，呈现古代医学朴素的整体观与交往的个体性特点。在传统儒家思想的影响下，医患双方的利益关系主要依靠道德来调节。医学被称为"仁术"，医学的目的在于"济世救人"，医生治病力争做到"安神定志，无欲无求，先发大慈恻隐之心，誓愿普救含灵之苦。"我国古代医患交往模式呈现出如下四大特点。

首先，直接性。从了解病情、提出诊断意见到实施治疗等，都由医生直接进行，其间没有仪器或第三者介入。例如，中医的"望、闻、问、切"四大诊法，就是以医生直接与患者接触为前提的。

其次，稳定性。由于地域及交通的限制，患者往往把自己的生命和健康寄托于某一个负责的医生，而医生对患者的疾病需要全面考虑和负责，也就单独地承担起诊治患者的全部医疗责任，形成医患关系的稳定性。

再次，主动性。在我国传统文化尤其是儒家"仁者爱人"思想的影响下，"医乃仁术"成为医家行医的信条。民间医生大多游走行医。在医疗活动中，属于主动谋生，也乐于主动地接近、关心和了解患者。在与患者的接触中，可以全面了解患者的病情及日常生活、思想观念、家庭背景等与疾病和健康密切相关的要素。

最后，道德性。古代医学认为，医生的内在品质和外在素质是医患关系的基础，医生是为了患者利益。《希波克拉底誓言》中明确提出，将患者的利益置于专业实践的中心，用同等的关切和献身精神关怀所有需要帮助的人。《大医精诚》要求："凡大医治病，必当安神定志，无欲无求，先发大慈恻隐之心，誓愿普救含灵之苦。若有疾厄来求救者，不得问其贵贱贫富，长幼妍蚩，怨亲善友，华夷愚智，普同一等，皆如至亲之想。"

二、近现代医患关系

（一）医患结构的"物化"趋势

"物化"是指人的属性、关系和行动转化为人所生产的物的属性、关系和行动的作用，而物却变得对人独立并支配他的生活。具体到医疗领域中，"物化"主要表现为技术化。

近代以来，以显微镜技术为代表的一系列医学技术的发明和应用，使医学朝着认识疾病的内在机制迈进；听诊器、各种内镜、X线等诊断技术的应用，大大推动了医学的现代化进程，使人们深深地感受到了技术的力量，并由此滋生了技术的工具理性。进入二十世纪，在技术工具主义和现代科学技术的推动下，现代医学得以从更广阔的视野和更深刻的层次上，认识人体生命活动和疾病发生发展的规律，揭示疾病诊断、治疗及预防的机理，寻求更为精确、便捷、有效的诊疗手段。尤其电子计算机X线断层摄影扫描技术、磁共振成像技术、辅助生殖、克隆技术、基因工程、机器人等高新技术的发明和应用，使医学进入名副其实的技术医学时代。在案例中，当患者进入医院时，医院很快就使用现代技术为患者检查，并检查出相关疾病。应当说，现代技术的使用为患者的诊疗提供了便利。

医学高技术的应用，使诊疗方式发生了巨大变化，自动化、信息化、遥控化的诊疗手段具有敏感度高、精确、迅速等特点，医生可以通过高技术设备获得患者的数据，为自己诊疗提供依据。人们在尽情享用医学技术进步所带来的种种好处的同时，工具理性主义也日益泛化和强化，其价值导向作用也日趋显著，甚至催生"技术崇拜"。在他们看来，医学就是一系列的技术，医疗实践就是单纯的技术活动，把医疗服务片面地理解为药物、手术或其他技术手段的实施，忽视了对人的生命的关爱，淡化了对人的理解、关怀和尊重，遗忘了患者的社会属性，忽视患者的心理情感需求。从而把医患之间的人际关系等同于人与机器的关系、技术关系，导致了医患关系的非人格化。正如著名的日本学者池田大作所指出的："科学给医学以探明疾病的有效手段。因此，现代医学获得了长足的进步。但是，另一方面，科学包含着这样的性质，即对一切事物都客观地审视，摒弃感情，用理性的'手术刀'解剖。因此，用科学的眼光看待自然时，自然就成了与自己割裂的客观存在。同样，当科学之光照在人的生命上时，人的生命自身就成了与医生的精神交流断绝的客体。这当然就引起了人类生命的物质化。"

（二）医患交往的"经济化"趋势

改革开放以来，随着社会主义市场经济的确立，医疗卫生事业呈现出了新的生机与活力，医务人员的工作热情大大提高，但也导致医患关系走向"经济化"趋势，即用经济来衡量并进行交换。医患交往的"经济化"发生原因是多元的，包括社会机制与医患双方。

首先，从社会体制方面看，政府对医疗投入不足，催生医疗机构的经济性。政府投入是医院公益性的根本保证，尽管政府投入呈现不断增长趋势，但是仍不能满足广大人民群众日益增长的医疗卫生保健要求。限于我国现有卫生资源的不足和分配使用中的不合理，医疗卫生单位的资金不足、设备陈旧、医院床位少，仍存在着"看病难、住院难、手术难"等状况，在供需矛盾的情况下，也实行了宽松政策，如允许试行点名手术、优质优价、允许医务人员有偿业余服务等。

其次，从医方来看，在市场化政策的引导下，医方用经济维度取代健康维度，使其成为衡量医院与个体价值的首要标尺。某些单位和个人把市场经济中"等价交换"的原则作为处理医患关系的根本原则，忘记了医务劳动的真正价值在于健康和生命，忽视了社会主义医院福利性质的一面，把其当作一个纯粹的经济实体，把医患关系视为纳粹的商品交换关系，经济利益高于一切。实践中突出表现为"优价优质""优价优先"等现象。

再次，从患方看，部分患者用经济方式来表达对于医务人员的感激或者获得非正当利益。当自己或家属在医务人员的精心疗理下病愈之后，对医务人员往往产生由衷的谢意，这种谢意的强化造成了患者的心理失稳，好像自己欠了医者什么，必须施以物质补偿才能得到平衡。部分患者或其家属因不满足于常规的医疗护理，期望得到更多的特殊照顾，得到名人专家的亲自诊治，甚至为了自身私利，期望医方能满足自己非正当的要求，如开假证明、大处方以及与治疗其疾病无关的所谓补偿等，而等价交换、权钱交易成为实现与确保他们利益的方式。

（三）医患要求的"多元化"趋势

"多元化"强调医患双方对于医学的解读已经超越传统的单向度的疾病治疗，而包括精神与心理多向度的需求。多元化趋势的发生不仅在于社会需求的多元化,而且在于医学职能的强化。

随着社会经济的发展,物质生活水平的提高,人们已不满足于丰衣足食,而开始注重精神享受、营养保健。单纯的躯体性健康已再不是人们追求的目标,健康的心理、和谐的社会关系及延年益寿越来越受到重视。随着人们预防保健意识的逐渐增强,医学将从传统的以治疗为中心转向以预防保健为中心,将使医学的服务对象不再限于有病的患者,医学知识将渗透到社会生活的各个方面,每个人都需要特定的、不同方面的医疗服务,公众对医学将不再陌生。

另外,医学的强大功能为剖析诸多问题提供一种强大的解释方式。医学的服务职能将更加广泛,如美容、隆胸、增高、减肥等都将成为医学的职能,甚至诸多的社会偏离行为如酗酒、暴力等也可能被解释为医学问题,用遗传、基因的概念去分析。有学者指出:"医学正在成为一个主要的社会控制机构。医学正在把法律和宗教的传统机构撤在一边,……正在变成新的真理宝库,……医学成为权威机构这件事,不是靠医生手中所掌握的或能施加影响的政治权利,而是靠把大部分日常生活'医学化',靠把医学和'健康''有病'的标签贴在人类生活中日益增长的部分而完成的。"社会生活的医学化趋势必然导致医学诊治对象的增多,把更多的原本不属于患者的人作为患者。这将改变传统的医患关系模式,推动医患关系向多元发展,使医患关系的领域进一步扩大。

(四)调节方式上的"法制化"趋势

"法制化"是指医患出现纠纷或冲突时日益依靠法律规范来调节。传统语境下,基于单向度的健康需求与医患"道德朋友"关系,道德成为维系与调节医患关系的主流渠道。但是随着社会价值日趋多元化,医患之间已经发展为"道德陌生人"关系,医患之间的冲突不断增加,法律制度成为调节医患关系的主要方式。

一方面,基于医患关系的复杂性与道德调节的有限性。医患要求的多元化、卫生资源的有限性与医生责任的社会化,必然出现医务人员的行为无法满足部分患者的需求;且道德调节作为一种"软调节"方式对于某些冲突表现出一定的无力感。另一方面,法律制度对于诸多新型医疗问题的调节具有其强大的力量。特别是随着高新技术广泛应用于临床以及人们道德观念、价值观念的变化,不仅促进了法律观念的更新,而且给卫生立法提供了物质基础和思想基础。案例中,当患者死亡后,出现医疗纠纷,且分歧较大,双方最终通过法律途径解决;面对一审判决,在医院不接受的情况下,还是通过法律途径。法律途径是解决医院纠纷最后的也是最权威的方式。高新技术的临床应用出现的一些问题,如利用高新技术进行性别鉴定;人工授精、体外受精带来不少家庭道德、社会问题;器官移植中供体来源和卫生资源分配的公正问题;人类行为控制的伦理问题等,都直接涉及医患关系,仅靠道德调节是不够的,必须通过法制调节。

(陈　化)

第四节　影响医患关系的因素及对策

案例3

2007年11月21日,怀孕9个月的患者李某在"丈夫"肖某的陪同下来到了某医院看感冒。医生根据患者病情诊断为重症肺炎。在入住妇产科二病房后,医务人员根据病情及相关检查考虑目前产妇肺炎导致心肺功能严重下降,产妇和胎儿都有危险,建议立即行剖宫产术。按照规定,进行任何手术前,必须得到患者或家属的签字同意。由于李某陷入昏迷,其丈夫成为唯一有权签字的人。当医生将手术单递给肖某时,肖某拒签。医生两次对患者进行心肺复苏,肖某仍然拒绝,他在手术通知单上写:坚持用药治疗,坚持不做剖宫手术,后果自负。第三次手术机会丧失后,晚7点20分,患者因为严重的呼吸、心肺衰竭而不治身亡。患者死后,其父母以医院没有对患者采取有效的救助措施,最终造成"一尸两命"的惨剧,医院具有不可推卸的责任,将医院起诉。经司法鉴定,医院对患者李某的诊疗过程中存在一定不足,但医方的不足与患者的死亡无明确因果关系。

问题:

1. 医院与患者家属为何纠结于手术签字?
2. 影响医患双方有哪些因素?

一、影响医患关系的因素

医患关系作为社会关系的重要组成部分,其和谐程度是维护医生权益、保证患者健康的前提条件,对于和谐社会的建构具有重大意义。然而,在快速流动的市场经济社会,暴力伤医、患者看病难与看病贵等问题将医患关系推向社会前台,备受社会关注。在当前社会背景下,医患关系受到诸多因素的影响,不仅包括医生的技术与道德、患者对于医疗的认知与期望,更重要是政府的投入、国家的卫生制度与医院管理。

(一)医疗技术与医德是影响医患关系的基础性条件

根本上说,医患关系是医生与患者的关系。在这种二维关系中,患者看医生是基于诊疗疾病与维护健康的诉求。患方利益诉求的满足程度是评判其满意度的重要标尺,也是和谐医患关系建构的关键因素。医疗技术与医德是满足患方诉求的前提,也是影响医患关系的基础性条件。当医生技术水平高,服务态度好时,患者满意度高;反之则低。

1. 从医疗技术看,应用高端技术是医患关系的"双刃剑"　先进医疗技术是诊疗疾病的重要手段,也是保证医疗服务质量的基础。先进技术的掌握是医务人员与患者的共同期望,为患者健康提供更好的保障。改革开放以来,我国医务人员在引进、学习与推广最新的医疗技术、设备、药品与材料方面取得重大进展,临床疾病诊断更加准确,治疗更加有效,给病患尤其疑难杂症患者带来巨大福音。然而,在医生掌握技术同时也给医患关系带来了负面影响。对于高新技术的过度依赖,将传统的人际关系改变为人机关系,使医患双方增加了对技术的依从性,沟通交流大大减少;提高了收费标准,并提升了患者对于疾病治疗的期望值;分工日益精细,对于医务人员的专业化程度要求更高;甚至产生过度医疗。简言之,在生物-心理-社会医学模式下,技术的进步对医务人员提出更高的要求,也刺激着患者更高的期望,甚至影响了医患双方的情感交流与对话,造成医患隔膜。

2. 从医德来看,对于现代医德践行的不足也影响医患关系　医德是医生身份与医生职业不可或缺的构成元素。一直以来,中西方医疗传统均强调医德在医疗实践中的价值。现代医疗给医生的医德提出了更高的要求,不仅需要会治疗疾病,而且需要懂得尊重患者、学会沟通,满足患者的心理需求。然而,在市场经济条件下,少数医生过于强调自身权益,而忽视了患者权益,甚至颠倒了医患之间服务与被服务的关系,缺乏全心全意为人民服务的精神,存在着恩赐观点及某些市侩作风。个别医生对患者不认真负责,敷衍塞责,缺乏同情心;对某些分科界限不清的疾病或复合性疾病的患者,相互推诿,甚至延误诊治;对急症患者或疑难患者怕担责任,一推了之;不接受患者的意见,把为患者服务视作负担,无视患者的医疗权利等。这些行为尽管是少部分,但却破坏了医生的整体形象,影响了医疗生态,影响了医患关系。案例3中,医务人员虽然对患者进行抢救,但是由于患者本身的疾病需要的是手术治疗而非仅仅药物抢救。从医学伦理学角度看,手术抢救才符合医学道德,但基于当时医患关系紧张以及法律制度不健全,导致医方只能采取自保的方式。

(二)病德缺乏与信任不足影响医患关系

和谐医患关系既需要高尚的医生,也需要"好的患者"。"好的患者"不仅是医生的期望,也是患者本身的要求,更是和谐医患关系与社会文明进步的内在诉求。"好的患者"是具有良好心态、尊重医生并遵守医院管理制度的患者,也是信任医生、配合医生并具有社会责任感的患者。然而现实中,患者的"缺德"成为影响医患关系的重要因素。具体表现在不遵守就医道德与不信任医务人员。

1. 不遵守就医道德　患者就医也应当遵守一定的道德要求,若无则会影响疾病的治疗与身体的康复。明朝名医王纶认为,患者首先要有良好的心态,"病时静心息虑";明代龚廷贤的"病家十要"中,要求患者要选择可靠的医生,遵从医嘱,按时服药,注意规律的饮食起居,以及在治疗上不吝啬费用。然而现实中,少数患者道德水平不高,不配合医务人员工作,不尊重医生的人格和尊严,稍不如意就指责、刁难,轻则态度生硬,重则谩骂甚至殴打医务人员,严重损害了医生的自尊心。个别患者就医行为不文明,受"经济化"趋势的影响,误认为有钱就能办到一切事情,不遵守医院规章制度,就诊时点名要药,强令医生作某种检查,强令医生开诊断书、证明等,干扰正常医疗工作,严重影响医患关系。案例中,患者家属不尊重医生意见,不相信医生决策,对于患者的死亡应承担一定责任。当患者死亡后,家属要求医院赔偿,虽然可以得到同情与心理上的理解,但也不应该忽视自身应承担的尊重就医决定的道德。

2. 不信任医务人员　信任是医患关系建构的基础条件。在理论上说,当患者选择医生时,实质上蕴含了信任的因素。然而,基于疾病与现代人际关系的复杂性,也由于个别医生道德的缺失,医患信任受到巨大挑战，患者对医生的信任亦如此。近几年恶性伤医事件的背后，是患者对医生信任的缺失。据一项华东地区 30 家医院医患关系的调查结果显示，只有 10% 的患者信任医生。诸多信任不足乃基于医疗效果的不满意，若是医生技术不好与操作不当导致不满意可以理解，但是有些患者对疗效不满意是主观认为不理想或出于对医生的不信任，甚至是基于经济利益的不合理要求。患者对医生的不信任表现为无端怀疑医生医疗处置的正确性、不向医生说实话等，这些不仅是搞好医患关系的严重障碍，还直接妨碍医疗活动的正常进行。案例中，患者家属不签字，根本上是对于医院的不信任，即手术并不是为了治疗患者，而是为了获得更多的经济利益。

（三）管理滞后与投入不足是影响医患和谐的根本因素

改革开放以来，随着我国经济飞速发展，国家对卫生保健的投入逐年增加，但它仍难以满足人民群众快速增长的健康需求。政府投入不能满足国民的健康需求，医院管理不科学，过于追求经济利益导致医患关系不和谐。

国家卫生投入相对数量不足，医疗成本渐升，医疗单位要维持生存和发展，创收理所当然地成为压倒一切的大事。医疗单位的各项改革政策都围绕着增加经济效益这件大事来转，工作重心也就不可避免地发生了偏移，从注重社会效益转向了注重经济效益，从关注患者利益转向了关注医院利益。医院管理制度不健全，管理不科学，出现医源性疾病或院内交叉感染；由于经营管理思想不正确，存在一切"向钱看"的倾向，如对开"大处方""重复检查"或不必要检查，增加患者不合理负担的现象视而不见；对为患者提供医疗、护理、生活服务等缺乏严格要求。新医改已经取消"以药养医"政策，转向"以技养医"，但医药费用逐年上涨的事实依然成为点燃医患关系的导火索。

群众个人医疗卫生支出的大大增加，造成有病不医、因病致贫的事实，使得有些医院门前冷落，收入降低，患者更加计较医疗费用的高低。经济利益的冲突势必导致医患矛盾的加剧。2005 年国务院发展研究中心的一份研究报告认为："目前中国的医疗卫生体制改革基本上是不成功的。"随后政府对于医疗的投入不断增加，但是相对于民众快速增长的健康需求，差距不断拉大，医患矛盾并没有得到根本缓解。

当然，管理中卫生法规不够健全，特别是规范医疗行为、医患关系行为的医院法、医师法、护士法等尚未完善，也对于医患关系具有重要影响。结合案例看，尽管当时有《医疗机构管理条例》《执业医师法》对于手术签字做相关规定，但是对于患者或者监护人拒绝手术，医院应该如何作为以及出现不良后果是否免责缺乏全面的规制。医患关系是一项综合的系统工程，受到多方面因素的影响，且彼此影响，相互制约。因此，构建和谐医患关系，需要建构良好的医疗卫生制度，深化改革，并推进立法保护医务人员的合法权益；加强医务人员职业道德建设，提高医务人员的技术水平；加强患者的医学知识宣传与社会道德建设，甚至包括媒体道德建设。只有全方位从法律到道德、从医务人员到患者、从政府到社会加强建设与管理，方可真正建构和谐的医患关系。

二、改善医患关系的对策

（一）弘扬医师职业精神

医学职业精神是指在医学领域医务人员应确立的理想和信仰、敬业与责任。2011 年 6 月，中国医师协会公布《中国医师宣言》，号召全国医务工作者"关爱患者，无论患者民族、性别、贫富、宗教信仰和社会地位如何，对其一视同仁；尊重患者的权利，维护患者的利益，真诚守信，敢于担当救治风险，不因其他因素隐瞒或诱导患者；保守患者医密；为患者提供有效适宜的医疗保健服务"。它是构筑和谐医患关系的重要条件。

1. 医师职业精神有助于重申医学目的，培育医患共情　医患共情也称为"共通感"，是指体别人内心世界的能力。培育医患共情是医学目的实现的必然要求。在诊疗过程中，维护和增进患者健康是目的，医疗服务是手段；作为健康的守护者，医务人员只有具备共情能力，才能充分理解患者，并把这种理解以关切、温暖与尊重的方式表达出来，遵循患者利益至上的基本原则，弘扬人道主义的职业精神。站在患者的角度，设身处地地为患者着想，正确感知患者的情绪，从而更好地理解患者，帮助患者减轻因疾病而产生的痛苦，切实保障患者的生命和健康。遗忘或违背医学的目的，把治病救人异化为谋取利益的手段，情感上就会出现疏离，削弱与患者的共情。在临床上没有共情作为基础的人与人之间的关系必定是冷漠的，而冷漠是医患关系不和谐的温床。

2. 医师职业精神有助于重铸信任，提高医患信任度　诚信是医患交往的基础，是医疗机构处理各种关系、解决各类矛盾、指导各项医疗活动的重要依据和标准。诚信丧失必然导致医患纠纷发生。近年来，部分医务人员小病大治、收受"红包"、药物回扣等，部分患者伤害医务人员、逃交医药费用、对诊疗过程录音录像等行为，严重挫伤了医患感情，不断加深医患间互不信任的情绪。2007 年让全国人民震惊的因拒绝签字而导致的"一尸两命"案例，显示医患间存在的信任危机。医学发展的历史表明，双方互信是构建和谐医患关系的前提：一方面，医务工作者充分尊重患者权利，维护患者利益，加强与患者沟通，取得患者的配合，尊重患者及其家属在充分知情条件下对诊疗决策的决定权，对患者始终履行诚实、保密的责任；另一方面，患者理解医务人员，能够进行换位思考，体谅医务人员难处和艰辛，增强对医务人员的信任感、安全感，二者缺一不可。

3. 医师职业精神有助于培养医者爱岗敬业，重视美德修养　"个体美德是一种心甘情愿的自由意志行为，只有如此，才能凸显个体操守品德的崇高与神圣。"医学不仅是一门科学，更是一种人性的表达。良好的医德修养是成为合格医务人员的前提。在医疗活动中，医务人员应爱岗敬业，自觉加强个体美德和医德修养，坚持"救死扶伤，全心全意为人民服务"的根本宗旨。"有时去治愈，常常去帮助，总是去安慰"。作为一名医生，必须把更多的注意力集中到患者的体验和意愿上，而不仅仅局限于疾病本身。实践证明，医生的修养和素质越高，医患矛盾就越少。

（二）加强医院管理，完善和谐医患关系的规章制度

医院的科学管理和各项工作的正常运转，必须依赖各项规章制度的有效执行。首先，加强医疗质量管理是避免医患纠纷的关键。医疗纠纷往往与医疗质量、患者预期息息相关。2016 年 9 月，国家卫生和计划生育委员会发布《医疗质量管理办法》开宗明义指出："要求加强医疗质量管理，规范医疗服务行为，保障医疗安全。"明确定位医疗质量管理委员会和管理小组的任务职责。其次，加强医患纠纷预防是医院管理的重要内容。要把减少或避免各种医疗纠纷作为医院管理的重要目标，列入医院的综合目标责任制，分析和研究新时期医患纠纷的特点及其产生原因，制定和完善各项规章制度，采取具体措施充分调动医务人员的积极性，做到在无人监督的情况下，自觉遵守各项规章制度，努力避免医患纠纷的发生。最后，公正化解医患纠纷。一旦发生医患纠纷，医院有关部门尽快采取措施，设法化解医患纠纷并努力减轻患者的痛苦和损害程度，做好患者及其家属的接待工作，认真调查，及时提出处理意见。根据医患纠纷的性质，以事实为根据，以法律为准绳，维护医患双方的合法权益。坚持公正性和可接受性。既要保护医务人员的积极性，维护他们的合法权益，更要重视患者的利益和维护他们的权利。在案例 2 中，医院医患纠纷办没有告知尸检的必要性以及价值，最后因此承担责任。只有以公正的准则和平等的心态去处理和调节医患纠纷，才不至于恶化矛盾，有利于问题的解决。

（三）强化政府职责，完善和谐医患关系的制度设计

在现代环境下，医患关系的发生离不开卫生政策与健康制度的安排。构建和谐医患关系，根本上需要完善以医院公益性、社会保障性为支撑的卫生制度与医患纠纷司法制度。

首先，坚持医院公益性。医院公益性要求合理定位政府在卫生事业中的责任，并给出相应制度安排。《中共中央国务院关于深化医药卫生体制改革的意见》明确政府在提供公共卫生和基本医疗服务中的主导地位，建立政府主导的基本医疗卫生制度，公立医疗机构回归公益性，让公众在接受公共医疗卫生服务的时候机会均等，在接受公共医疗卫生服务过程中待遇平等；坚持非营利性医疗机构为主体、营利性医疗机构为补充，公立医疗机构为主导、非公立医疗机构共同发展的办医原则，建设结构合理、覆盖城乡的医疗服务体系。唯有如此，才能够从根本上避免医患关系所面临的利益冲突和矛盾，使医患关系朝着更加和谐、融洽的方向发展。

其次，加快建设医疗保障体系。健全完善的社会保障制度是文明社会的基本标志，也是现代化社会不可或缺的内容。我国现有的城镇职工基本医疗保险、城镇居民基本医疗保险、新型农村合作医疗和城乡医疗救助共同组成基本医疗保障体系，分别覆盖城镇就业人口、城镇非就业人口、农村人口和城乡困难人群。随着经济社会快速发展，应继续坚持广覆盖、保基本、可持续的原则，从重点保障大病起步，逐步向门诊小病延伸，不断提高保障水平。根据国情，建立国家、单位、家庭和个人责任明确、分担合理的多渠道筹资机制，实现社会互助共济，逐步提高筹资水平和统筹层次，缩小保障水平差距，逐步实现制度框架的基本统一，最终形成以基本医疗保障为主体，以其他多种形式的医疗保险和商业健康保险为补充，覆盖全体城乡居民的多层次医疗保障体系。案例 3 中，患者家属拒绝签字也和当时社会保障制度不完善有一定关系，尤其是对弱势群体的医疗保障。

再次，加强卫生立法和执法，完善医患关系的制度设计。依法治国是建设和谐社会的必要手段，健康有序的医疗活动也需要法律保障。尽快完善各种医疗法规，明确医患之间责任和义务，也是构建和谐医患关系的重要保障。针对目前医疗纠纷暴力化的倾向，2012年，卫生部、公安部联合发布《关于维护医疗机构秩序的通告》，禁止任何单位和个人以任何理由、手段扰乱医疗机构的正常诊疗秩序，侵害患者合法权益，危害医务人员人身安全，损坏医疗机构财产，为维护医疗机构诊疗秩序、医务人员人身安全提供了法制保障等。探索、建立和完善有效的医疗风险防范化解机制，使医务工作者专注于为患者的生命健康服务。2018年国务院出台《医疗纠纷预防与处理条例》（10月1日实施），明确规定了医疗纠纷预防和处理的原则、途径与法律责任等。

（陈　化）

第五章　医学研究中的伦理问题

医学研究应符合的伦理标准是，促进并确保对所有人类受试者的尊重，并保护他们的健康和权利。

——《赫尔辛基宣言》

医学研究是指，运用科学的手段和方法，认识并揭示生命活动的客观规律，用于改善人类生命健康的实践活动。医学研究的根本目的是治愈疾病，从而为人类的生命健康保驾护航。所有医学研究成果在应用于临床前，都必须经过动物试验和人体试验的检验，以验证其安全性和有效性。医学研究在预防和治疗疾病、减轻人类痛苦，从而增进人类健康、改善人类生命或生活质量的过程中发挥着重要的作用。

第一节　人体医学研究概述

医学史表明，中西方医学都发端于人体试验，特别是在近代医学科学产生以后，人体医学研究成为了医学科研的核心和医学发展的关键。

人体试验可分为天然试验和人为试验。前者是指试验的发生、发展和结果是一种自然演变的过程，不以科研人员的意志为转移，例如灾后疾病的流行病学研究等。后者是指科研人员按照预先的试验设计，对受试对象进行控制性的观察和研究，以便检验医学科学假说，或证实疾病治疗手段的有效性，包括自我试验、志愿试验、强迫试验和欺骗试验等。（下文人体试验皆指人为试验。）

一、人体医学研究中的历史和教训

案例1

日本731部队人体试验

日本侵华战争期间，建立了一批从事人体细菌战试验的杀人工厂，其中最为臭名昭著的就是位于中国东北辽宁省平坊县的731部队，即石井支队。1936年，731部队的工作人员为300名，1940年达到3 000名，还有5个卫星部队，每个部队约有300人，因此总数可能达到5 000名，包括300～500名医生和科学家，600～800名技术员。在平坊731部队的150座建筑物中，7号楼和8号楼专门设计为可关押400名人体受试者的牢房，这些人被用作细菌战试验的材料。大多数受害者都是中国爱国者或游击队员，其他是无家可归者、吸鸦片者、智残者、战俘、"外国间谍"和罪犯。受害者国籍包括中国人、朝鲜人、蒙古人和欧洲人。

实验内容包括：强迫使人感染鼠疫、炭疽或伤寒杆菌；对染上疾病的人进行活体解剖，收集血液和新鲜组织器官以备进一步研究之用；在严寒和野地进行冷冻和细菌弹联合实验等。下面是惨无人道的实验例子。

鼠疫杆菌活体实验：身穿白大衣和手带橡皮手套的日本"军医"抓住戴着镣铐的受害者，让感染了致命鼠疫杆菌的跳蚤蜇咬他，当受害者被鼠疫杆菌感染后，他被带到"实验室"，脖子和四肢用镣铐固定，在不用麻醉剂的情况下，"手术者"沿着颈部切开颈动脉放血并把血收集在容器里。由于恐惧和疼痛，受害者挣扎着和吼叫着，但很快就丧失了意识。在血流开始变慢时，"医生"向心脏注射四次药物，以刺激心脏挤出更多的血。当血液最后停止流动时，马上进行尸体解剖，将组织或器官切成片做进一步检查。随后，将从血液或组织中回收的鼠疫杆菌进行显微镜检查和细菌学检查。

根据非常保守的估计，死于细菌实验的受害者数目每年约600人，因此在1941—1945年间至少有3 000

人死于石井支队，这个数目还不包括1941年以前死亡的人，以及在日本侵华战争期间其他死亡工厂的受害者。有人估计，至少有5 000～6 000人死于长春、牡丹江、南京等地的细菌战死亡工厂。

案例2

梅毒试验

从1932年到1972年，美国一些研究人员对贫困的患有梅毒的非洲裔美国黑色人种进行医学试验，以观察他们的疾病在不进行治疗的情况下的进展情况。该研究对象选取了400名患者，200名作为对照的健康人。这些受试者并没有知情，或者被告知了歪曲的相关信息，例如告诉受试者会提供相关治疗，但实际上根本没有提供任何治疗，或者仅仅给予他们没有任何治疗效果的安慰剂，尽管当时已经发明了青霉素，且价钱并不昂贵。研究者们辩护说，这样做的最大好处是，能够观察到不用治疗药物，梅毒会怎样发展，能够揭示梅毒发生、发展、预后以及疾病病理机制的一些本质问题，为后来的梅毒治疗提供珍贵的第一手相关材料。

案例3

病毒性肝炎试验

纽约某州立学校是一个智障儿童寄宿学校，学校里有大概5 000名智障儿童，该学校经常有肝炎发生。从1956年起，W医学院在此进行了一项长期的病毒性肝炎研究，包括病毒感染模式和自然史，以及丙种球蛋白对预防肝炎的效应。研究者K与G在14年时间里从700个病例收集了25 000份血清标本，包括感染前、潜伏期和感染后的标本。为了取得他们认为最有用的数据，他们决定故意使一些新入校的儿童感染肝炎，并宣称："在慢性、多次、反复暴露下，多数新入校的儿童在最初6～12个月内被感染。"他们为这种做法提出的辩解理由是：这些孩子在学校里被感染肝炎本来就是不可避免的；3～10岁的儿童肝炎是特别轻微的；这些孩子将被隔离在一个条件很好的病房中，因而可以不感染其他传染病；参与试验是符合儿童最大利益的，因为他们能得到特别的医疗关护；得一次轻型肝炎对毒力和损伤性更大的肝炎有保护作用；人工诱发的肝炎因为使机体产生免疫性而有"治疗"作用，如此等等。并且，这两个研究者还证明，试验已经得到了相关伦理委员会的审批通过。

医学是救死扶伤和造福人类的科学，现代医学科学得益于千百年来无数医学工作者为患者诊治疾病、与疾病做斗争的医学探索和经验积累。理论上来说，医学科学的发展代表着社会公众的整体利益，这种公益性当然也包含受试者利益，社会公众利益和受试者利益是相统一的。但是在人体医学研究历史中，自始至终都存在着社会公众利益与受试者利益之间的冲突状态。

日本731部队人体试验是一种典型的、通过暴力手段强迫受试者参与的人体试验。在此情况下，受试者的平等地位、人格尊严和合法权益被彻底剥夺，受试者失去人体自由、沦为了研究人员的试验工具。这种试验存在严重的伦理问题，是亵渎医学神性和人类尊严的，是灭绝人性的活体试验典型。

梅毒试验和病毒性肝炎试验，则是为达目的不择手段的欺骗试验。研究人员和受试者处于严重的信息不对等状态，研究人员利用掌握疾病知识的优势，故意隐蔽试验信息，采用欺骗的手段在条件不具备或未经受试者知情同意的前提下，诱导或胁迫不明真相的患者或健康人员参加试验。在此情况下，受试者的健康权益和知情同意形同虚设，同样存在严重的伦理问题。

19世纪以后，由于国际战争的残害，人道主义理念逐渐成为了各国共同关心的话题。特别是第二次世界大战期间法西斯分子惨无人道的人体试验，不但违反了基本的医学科学精神，同样违背了基本的伦理准则。人们在对这些历史进行道德清算、总结历史教训的同时，也逐渐对人体医学研究进行了彻底反思。

二、人体医学研究的价值冲突与平衡

（一）人体医学研究的特点

1. 研究的特殊性　人体医学研究与物理实验的区别在于：物理实验中我们可以利用替代物或模型，然后把结果或条件外推到自然界其他物质；而对于生命体的医学研究，特别是对于人的研究，试验完全失去了替代物或模型与真实对象之间的可类推或模拟的优势。例如，我们可以利用物理模型建造高楼大厦，但是我们不能利用人体模型进行梅毒病理试验，由此类推梅毒的发病机制。

2. 研究的复杂性　医学研究的复杂性主要体现在四个方面。①研究对象的复杂性：人体生命的本质、功能、个体差异等特性，导致生命现象本身的复杂性；②研究过程的复杂性：干扰因素过多导致研究的可重复性验证困难，过程的连续性、可控制性和客观性差；③研究结果的复杂性：由于研究过程和研究对象的复杂性、研究者个体理解能力和价值观念的差异，一定程度上导致了研究结果的复杂性和偏差；④研究影响的复杂性：人体医学研究的成果和运用，无论对生命界、人类，还是对整个物质世界，都具有不同程度影响。

3. 地位的差异性　大多数人体医学研究都具有风险，并有可能造成伤害，几乎所有的受试者都属于弱势群体。在医学研究中，受试者需要听从研究规则、物质规律或研究手段和方法的约束，受试者和研究者处于一种"主动-被动关系"之中，地位差异十分明显。

4. 知识的不对等性　正常情况下，受试者知情同意后自愿参与医学研究。理论上讲，他们理解了试验过程中的所有风险，并可随时退出研究。事实上，由于医学研究的高度专业性，大多数情况下，受试者并不理解医学研究的所有知识，他们的理解依赖于研究人员的专业解读，并且不能判断研究操作是否合规。例如，上述梅毒研究中的安慰剂对照组，他们并不能利用疾病发展的医学知识，观察并判断自己是否得到了有效治疗，从而摆脱梅毒病毒的侵害。

5. 利益的优先性　医学研究中，研究人员必须考虑两种利益的优先性问题，即医学科学进步带来的社会利益，以及受试者的个人利益。需要明确的是，在人体医学研究中，受试者的利益应该放在第一位，其次才是科学和社会的利益，医学研究的根本目的是产生新的知识，但此目的不能凌驾于个体受试者的权利和利益之上。

（二）人体医学研究中的风险平衡

通常情况下，医学研究必须追求这样的目标，即促进未来患者利益的同时兼顾当前受试者的利益，因为后者为前者提供了医学进步和发展的可能和基础。因此，医学研究前，必须做到以下几个方面：①进行充分的动物试验，以证明试验具有相当合理的成功率，而无过分的风险；②仔细评估受试者的可预测风险与负担，并与可预见利益相比较；③医生/研究者必须确信，对风险已有充分的估计并能满意处理；④对受试者的风险与负担必须最低化，而且对于研究目的的重要性和所能获得的知识而言是合理的。

在医学实践中，当有利性干预的风险至少不逊于其他可得到的方法时，其合理性才能得到论证。而最低风险是指，医学研究中对受试者个人无直接利益的研究所带来的风险，应该既不多见也不大于对这些人的常规医学或心理学检查的风险。为了保护受试者的基本利益，只有在这些条件下，个体受试者承担的风险才是合理的：①对受试者进行的侵害是促进合理的科学研究所必需的最小侵害；②对受试者的基本利益和研究所要解决的更大群体利益给予同等的尊重。

（张　欣）

第二节　人体医学研究中的伦理问题及伦理原则

一、人体医学研究中的伦理问题

（一）受试者的知情同意

知情同意是指有行为能力的个体，在得到必要的和足够的医学研究信息的基础上，经过充分的理解和深思熟虑之后，自由地做出是否参加相关医学研究的决定，没有受到任何外在的强迫、威胁或不正当诱导的影响。

在确保受试者理解了所有医学研究信息之后，研究人员应该获取受试者自由做出的知情同意，最好是书面同意。如果不能取得书面知情同意，则非书面同意必须正式记录在案，并有证人作证。显然，日本731部队人体试验中，受试者在强迫状况下参与试验，知情同意是不存在的。

1. 知情同意的伦理学标准　知情同意有两层含义：第一，它是个体参与医学研究的自主性授权；第二，它必须具有真实性和公正性。受试者必须在试验前对医学研究相关信息和研究的各个过程，充分地理解并给予有效合法的同意。

知情同意有两个基本方面，即知情和同意。知情必须是真实的和全面的，包括信息的告知和理解。研究者必须让受试者了解医学研究的相关信息，如详细的治疗或试验方法、潜在的风险和利益、无治疗或延迟治疗的不良后果，以及可能发生的试验后遗症或并发症。受试者必须具有同意的能力和自主的同意，必须让受试者在知情基础上以自愿书的形式，同意参与医学研究各个环节。上述梅毒试验中，受试者并没有被告知研究信息，或被告知了歪曲的试验信息，知情是不真实的，同意也是虚假的。

对于一些不能自主或无自主行为能力的人，包括婴儿、儿童、精神患者和智力障碍等，受试者的代理人或监护人的知情同意是必须的，并且具有同等的法律效应。在这种情况下，试验人员需要做到两点：第一，充分尊重弱势群体的基本权利，包括人格权和健康权；第二，研究应该严格遵从相关的伦理道德规范。在上述病毒性肝炎试验中，智障儿童并不是具有行为能力的个体，试验是在受试者监护人或代理人毫不知情的情况下进行的，知情同意形同虚设。

2．知情同意的必要前提　受试者得到的研究信息必须相对准确，能够真实反映试验中的风险和收益，并且他们据此能够理解各个研究过程的可能风险。因此，信息的完全告知和充分理解成为受试者知情同意权利的必要前提和保证。

3．知情同意的合理实施　知情同意的合理实施包含以下五个方面。

实质：知情同意是有行为能力的个人，在获得必需信息、充分理解和深思熟虑后，自由作出参与研究的决定，没有受到任何胁迫、恐吓或不正当影响。

过程：知情同意开始于研究者与受试者的初次接触，持续于整个医学研究过程。研究者给受试者提供必要的研究信息并重复解释，在确保受试者具备充分时间和完全理解信息之后获取其知情同意。

语言：研究者应使用受试者能够理解的语言，以口头或书面的形式传递信息。受试者对知情同意书的理解程度取决于两个因素：受试者的心智程度、智力水平、受教育程度和信仰等，以及研究者交流沟通的能力和耐心。

理解：研究者必须确保受试者对医学研究相关信息有充分的理解。研究者应该给每个受试者以充分的机会来提问题，并诚实、迅速、完全地回答这些问题。必要时，研究者可采用测验等方式，判断受试者是否充分理解了信息。

同意：受试者可以用多种途径表达知情同意，比如动作、口头，或者签署知情同意书表达。在受试者无行为能力时，也可由其法定监护人或其他充分授权的代表签署知情同意书。

4．知情同意中的例外情况　知情同意中的例外情况包括以下三种。

第一，免除知情同意。在没有获得受试者的知情同意前，研究者不得开展人体医学研究，除非这样的研究已经得到了伦理审查委员会明确的批准，并具备让人信服的充分理由。如以下情况：①如果一项医学研究仅涉及最低风险，而且要获得个人的知情同意很不现实（如对大规模病历或生物样本进行研究，虽然病历或生物样本带有受试者可识别的信息，但很难联系到受试者），或个体的知情同意会导致研究不可实施时（一些心理或行为研究，如果将所有信息都告知受试者可能就无法获得可信数据），又或者所使用的操作如果不作为一项研究来考虑，通常并不需要签署同意书的话（如人口普查），经过伦理委员会审查批准，可以免除知情同意书中的部分或全部要素；②当一项研究，如果签署知情同意书，构成了对受试者保密的威胁时，可以经过伦理委员会的审查批准，免除签署知情同意书。有些时候，特别是当信息比较复杂时，可把一张信息单交由受试者保留，该信息单在各方面都和知情同意书类似，只是不需要受试者签字。信息单的行为应该得到伦理审查委员会审查批准。当用口头方式取得同意时，研究者有责任提供有关的文件或同意证明。

第二，更新知情同意。当研究条件或程序发生实质性改变时，或作为一个长期研究项目中的定期工作，研究者应该再次寻求受试者的知情同意时，例如当从本研究或其他来源中，得到了关于试验产品的风险或利益的新资料，或其他类似措施的资料时，应该迅速向受试者通报这些信息，并更新知情同意书。

第三，紧急情况例外。①在某些紧急情况的研究中，如果研究者预见到受试者将不可能给予知情同意，则知情同意的要求可以例外处理。例如，有些研究是针对突发情况的，患者/受试者失去知情同意能力（头部创伤、心肺骤停或脑卒中等），这类紧急研究在患者能及时给予知情同意时是不能进行的（不符合入组标准），而一旦紧急情况出现，又可能来不及找到一个有权给予许可的人。但是，为了对该研究性治疗做出评估，或获得所需要的知识，研究者常常需要在患者发病后最短时间内给予其干预措施；②急性情况下，入选临床试验的人无知情同意能力时，知情同意的要求可以例外处理。例如，如果该试验中的大多数受试者均有知情同意能力,某些因急性情况而不能给予知情同意的患者仍可入选临床试验。这样的情况可以是关于某急性情况的新治疗方法的试验,如败血症、脑卒中或心肌梗死。

但上述类似紧急情况的研究,必须有可能给予受试者直接利益,并得到相应的合理性论证,而且紧急情况下,现有的治疗方法并非疾病的最佳途径。对于类似病例的研究,应该对患者的无同意能力有所预见,并且在研究方案得到伦理委员会审查批准的前提下,得到患者法定代理人的正式许可。

（二）受试者的隐私保护

隐私保护是指,保护个体不愿意被他人获悉的,与第三方或公共利益没有关系的私人信息或空间。隐私保护出于对人的基本尊重,是个体人格和尊严形成的基础,对于个人自主和自治意义重大。

1. 隐私保护的类型 在人体医学研究中涉及的隐私保密主要是指研究者与受试者之间的保密:个人或群体研究涉及信息的收集和储存,这些信息一旦泄露给第三方,可能给受试者带来伤害或痛苦。特别是当研究者利用可识别个人身份的生物学标本,来进行有已知临床价值或预测价值的遗传学检验时,必须取得受试者或捐赠者个人的知情同意,必要时应取得其法律授权代表的允许。

2. 隐私保护的必要措施 受试者隐私一旦泄露,可能会被社会歧视或侮辱,原有生活遭受巨大负面影响。因此,研究者在收集、使用、贮存和加工相关资料时,需要首先获得受试者的知情同意,不能超知情范围使用资料。即使试验研究所在地区,对于受试者隐私保护法规没有达到同等要求水平,研究者也应该确保受试者隐私权益。

《涉及人的生物医学研究国际伦理准则》对与保密相关的一些具体措施做了规定:①对资料和人体生物标本进行匿名化处理或编码处理(非实名化处理)。如果实行实名化,必须得到受试者的知情同意;②严格保管研究资料,严格禁止无关人员接触研究档案;③禁止雇主或保险公司随意接触研究档案;④伦理审查委员会要对研究项目中的隐私保护和保密措施进行认真审查和监督;⑤建立独立的数据与安全性监督委员会,监管保密措施的执行情况;⑥为了科学的需要发表研究论文时,要注意避免破坏个人或群体隐私权的做法;⑦在社区内或受试者彼此熟悉的单位内进行研究时,要特别注意防止研究信息在社区或单位内被无意识地传播;⑧由政府研究机构进行的研究项目中,有些国家要求其研究人员以宣誓的方式保证保守研究机密。

3. 隐私保护中的例外情况 医学研究中,研究者对受试者履行保密的义务并非是绝对的,研究者既对受试者承担保密义务,又必须对国家、社会和公众的生命健康负责。在以下情况下,研究者为受试者保密的义务应当暂时解除:①当国家要求研究者向政府卫生机构报告某些传染病时;②当法庭要求研究者提供法律所需要的证据,例如亲子鉴定、谋杀、强奸、虐待儿童或其他刑事案件时;③当为遗传病基因携带者保密会严重影响其他家庭成员健康时,特别是当该遗传病是一种需要在出生后尽早开始治疗并有可能被纠正的遗传病,或者是一种危及生命因而需要进行生育控制的严重遗传病;④当国家食品药品监督管理总局、数据与安全性监督委员会或资助者的监察组需要审查研究进展情况和研究记录时。在上述这些情况下,研究者坚持为受试者保密是违反伦理准则和要求的。

（三）受试者的安全性

安全是不伤害的另一种表述,在医学研究中,它是指研究者不能对受试者造成身体健康方面的伤害。当伤害不可避免时,研究人员和受试者应该共同协商,把伤害降到最低水平。而有利原则是不伤害的更高要求,它不但要求临床试验不能对受试者造成伤害,更应该为受试者增加福利。因此,对于个体来说,不伤害原则应该优先于有利原则。例如,在某些情况下,即使一个人的行动不能为他人带来福利,也不能伤害他人。

1. 安全性的伦理标准 安全性是不伤害的另一种表述,伤害又可分为有意的伤害、无意的伤害和伤害的风险等,生物医学伦理学中的伤害主要是指身体上的伤害,例如疼痛、残疾和死亡等。不伤害要求不实施伤害的义务和不实施有伤害的风险的义务。例如,上述梅毒试验和病毒性肝炎试验。尽管梅毒试验可能揭示梅毒病理机理本质,为疾病治疗提供珍贵的科学资料,但却因为研究对疾病受试者治疗目的和健康权益的忽视,显著违背了有利原则;而病毒性肝炎试验性质则更加恶劣,研究者多次主动感染健康儿童,并且声称研究符合儿童最大利益。这种研究严重侵害了健康受试者的原有健康,明显违背了不伤害原则。

2. 安全标准的效用评估 医学研究中,受试者遭受一定程度的伤害或伤害的风险是不可避免的,特别是使用安慰剂对照组的试验中,很可能导致受试者疾病得不到及时有效的治疗而延误治疗时机,对受试者造成伤害。牛津大学著名学者斯蒂勒(C.A. Stiller)指出:"研究者常常认为,存在确凿的经验证据证明试验对参与者是有利的,然而研究表明,只有微弱的证据证明这种观点。"

《赫尔辛基宣言》规定，每个涉及人的医学研究项目开始之前，均需仔细评估预期的风险和负担，并与对受试者和其他人的可预见的利益相比较。《涉及人的生物医学研究国际伦理准则》中指出，在涉及人的生物医学研究中，研究者必须保证对潜在的利益与风险已作了合理权衡，且风险已最低化。

风险／收益比是一种关于成本、风险和利益的相对权衡和比较。在临床试验过程中，效用是关于受试者的试验所得利益和承受的风险之间的比较，这种相对权衡是判断临床试验道德合理性的一种依据。在不违反临床试验相关伦理道德规范的前提下，如果受试者承担的风险很小而试验可能获得的利益或知识巨大，这种情况下试验更容易获得道德支撑；相反，如果试验给受试者带来的风险极大，即使试验符合相关的伦理道德规范要求，能够带来巨大的促进医学进步和社会利益的知识，试验也是不能获得道德支持的。从这个角度来说，效用是医学研究安全性判断的一种有效方法。

二、人体医学研究的伦理原则

医学研究中，科学性基础与伦理原则是相互关联和相互制约的。人体医学研究应当遵守相关的伦理原则并首先满足科学要求。科学性是伦理正当性的基础，没有科学基础，人体医学研究的伦理正当性就无法得到保障。

科学性基础是指，试验的设计应该基于对相关科学文献、动物试验的充分了解。同时试验的申请书必须呈送给一个或者更多科学与伦理审查委员会审查，以便检验其科学价值和伦理可接受性。此外，科学审查还必须考虑科研设计是否能够避免风险，或者使相关风险最低化，从而对其安全性进行审查和进一步的监督。因此，伦理审查委员会通常要同时考虑研究申请书的科学性和伦理性。它必须要么进行和安排一次适当的科学审查，要么证实该研究已由某个有能力的专家组确定其科学上的可靠性。

（一）尊重原则

尊重原则包括尊重人的自主性、知情同意权以及尊重个体隐私权。在康德看来，人是理性的存在物，理性是人之为人的根本特征，是人的道德价值之所在。康德认为，人是目的，而不是供这个或那个意志任意利用的工具；人的行为，无论是对着自己还是对着别人，总要把人当作目的，人是具有绝对目的意义的存在。显然，上述三个历史试验中，都把受试者作为了验证研究目的的工具，违背了尊重人的基本原则。

1．知情同意　知情同意是受试者保护的强而有力的工具。知情同意是个人对医疗干预或参加医学研究的自主许可。当且仅当一个患者或受试者对病情或研究方案有实质性的理解，没有受到他人的实质性控制，有意授权某个专业人员做某事时，真正的知情同意才会出现。知情是受试者做出自主决定的基础；而同意则是受试者自主决定权利的体现。自主性和尊重人格等原则是知情同意的道德根据，知情同意能够体现对患者或受试者生命健康权利的尊重和维护。

2．隐私保护　隐私是个体自我意识觉醒的重要体现，是个人自由与尊严、个人自主、个人价值和自我实现的基础。人体医学研究中的隐私保护是指，研究者在收集和储存受试者信息时，要首先获得受试者本人或其法定代理人的授权，在知情范围内、信息匿名化处理或编码后合理使用资料，非特殊情况下避免可识别性的敏感信息泄露，从而保护受试者相关权益。

3．自主性　自主最初是指独立城邦的自治或自我支配。后来，自主一词的用法扩展到个人，并由此获得多种含义，如自我支配、自由权、个人选择、意志自由、自主行为和自主者等。而个人自主在最低限度上是指自治，即个人既不受他人控制性的干预，也不受妨碍个人做出有意义选择的限制。自主的个体可以根据自我选择的计划自由地行动，就像一个独立的政府管辖自己的领土、制定自己的政策一样。相反，一个缺乏自主的个体则在某些方面受制于人，或不能根据自己的意愿和计划思考问题或行动。

事实上，日本731部队人体试验中的受试者，因受强迫参与试验，丧失了行动自由和自主性；梅毒试验中的受试者，因获得了虚假的试验信息，对研究毫不知情、缺乏了自主决策的知情基础，同意也不能体现其自主决定权利；而病毒性肝炎试验中的受试者，属于弱势群体，是没有自主行为能力的个体，在缺少其监护人的情况下，自主性无从谈起。

（二）公正原则

公正有公平、正义、应得和权利等含义，它指社会资源、风险、权利和责任等应该被公正地分配。在生命伦理学研究中，公正原则分为分配公正、回报公正和程序公正。人体医学研究中的公正原则是指，医学研究中受试者按照随机性原则被分配到试验组和对照组，个体可能承受的试验风险和收益是相同的；研究者公正地看待每个受试者,不因其社会地位、经济能力和研究者个人偏好而有所不同;受试者参加试验的程序、利益回报和健康保障完全相同。

(三)有利/不伤害原则

有利原则是不伤害原则的更高要求,它要求我们的行动不但不能伤害他人,而且更应该为他人带来福利,也即避害、去恶、行善或增利;而不伤害原则仅仅要求有意避免会导致伤害的行为。也就是说,不伤害原则比有利义务更严格;在某些情况下,不伤害原则优先于有利义务,即使有利行为会带来最大的效用后果。例如,上述梅毒试验中,即使研究结果揭示了梅毒的病理机理,发现了梅毒治疗的有效手段,可能拯救无数梅毒患者,但却因研究违反不伤害原则而招致道德谴责。也即,即使我们没有造福他人的义务,但却必然有不伤害他人的责任。

不伤害是指不实施伤害或伤害风险的义务。有时我们可能在没有恶意或伤害他人意图的情况下,伤害了他人或置其于伤害的风险之中。在这些情况下,虽然行动实施者对他人的伤害负有因果责任,但却不为此承担道德责任或法律责任。

因此,在具体的医疗实践中,重要的不是对不伤害原则等医学伦理原则的严格遵守,而是怎样在医疗行为过程中保持一颗仁爱之心,践行伦理理念,把受试者作为具有同等尊严和人格价值的平等个体,充分尊重人性、尊重人类的尊严。

(张　欣)

第三节　医学研究中的动物权益保护

在生物医学研究中,为了探求人体疾病的发生发展规律,了解药物/医疗器械等用于人体的有效性、安全性和毒副作用,研究人员不得不首先在动物身上进行实验。动物实验必定会给受试动物带来不同程度的疼痛、痛苦、伤害,从伦理学的角度去思考如何善待实验动物,不仅可以保证生物医学研究的可持续发展,也是和谐社会文明进步的一种表现。

一、动物实验概述

实验动物为人类的医疗和健康事业做出了巨大的牺牲,动物是有痛觉的,甚至有些动物具有情感和认知能力,因此要科学、合理、人道地使用实验动物。

(一)动物实验的概念

动物实验(animal experiment)是指为了获得有关生物学、医学等方面的新知识,或者发现解决具体临床问题的新手段,而在实验室内使用实验动物进行的科学研究。动物实验的目的是通过对动物生命现象的研究,进而推广到人类,以探索人类的生命奥秘,防治人类疾病,延长人类寿命,提高人类生命质量。

动物实验是由经过培训、具备研究学位或专业技术能力的人员或在其指导下进行的,是生物医学研究中不得不使用的手段。尽管其对生物医学、生物技术的发展起着非常重要的作用,但仍受到动物保护主义的严峻挑战。

(二)动物实验的意义

自19世纪中期以动物实验为主要内容的实验医学问世之后,生物医学的每一次重大发展与进步,几乎都与动物实验息息相关,动物实验在整个生物医学发展历程中具有举足轻重的作用,例如动物模型广泛用于研究各种疾病的发生发展规律、药品及新诊疗方法的有效性及安全性以及心理学等。

动物实验的重要性愈来愈被人们所认识,这是因为在医学和生命科学领域内,凡是与人相关并最终应用于人的生命、疾病规律和诊疗方法,必须首先通过动物实验的验证,才可进行人体试验验证,验证通过后才能得以实际应用,而且在这三个阶段之间,只有前一个阶段的研究结论具有可靠的科学性、安全性、有效性时,才可考虑转入下一个阶段。在该过程中实验动物代替人类先行承担着安全评价和效果试验的风险与伤害,在当代生物医学研究中,高水平的动物实验是研究课题中标、顺利开展及获得重大成果的前提条件。

(三)动物实验与伦理

1. 动物实验伦理的形成和发展　动物实验伦理是随着动物福利理念而出现的,动物福利就是让动物在健康快乐的状态下生活。早在19世纪初期,英国人就开始关注动物福利问题。1822年,英国人道主义者查理·马丁提出的《禁止虐待动物法令》即"马丁法令"获得英国国会通过，被公认为动物福利史上的里程碑；1966年，美国国会正式通过了《动物福利法》；1975年，澳大利亚哲学家彼得·辛格出版了《动物解放：我们对待动物的一种新伦理学》一书，使动物保护运动进入高峰。目前，全世界已有几千个动物保护团体，有100多个国家或地区制定了禁止虐待动物法或动物福利法。在我国，有关动物保护的组织机构比较少，动物保护的范围也比较狭窄，1988年，第七届全国人民代表大会常务委员会通过了《中华人民共和国野生动物保护法》，明确了野生动物的法律地位，但尚缺乏对其他动物专门的福利法。2004年，北京市第十二届人民代表大会常务委员会通过了《北京市实验动物管理条例》，提出要求动物实验必须进行伦理审查。

医学生在规范化培训阶段会开展大量动物实验，与本科生在生理课、病理课等实验课上所做的动物实验相比，住培生做动物实验主要有以下两个方面的特点及伦理问题。第一，住培生做动物实验往往出于科研目的，由于科研项目的探索性和创新性，使得动物实验有时缺乏明确的或固定的实验步骤和处理方法，因而增加了对实验动物未知的风险和伤害。第二，住培生做动物实验的质量和方法会受到课题经费的影响，缺乏经费或经费不足，会导致一些不规范的行为，比如，一只动物多次利用，为等待实验结果而长久地延迟实验动物安乐死的时间，实验动物的饲养条件等硬件设施恶劣等。

在现代社会，动物福利是社会进步和经济发展到了一定阶段的必然产物，体现了一个国家社会文明的进步程度。长久以来，是否应该为了人类利益而利用动物进行实验，这一问题备受关注乃至于质疑。我们需要思考和讨论：开展动物实验是否符合伦理？怎样的动物实验才符合伦理？

2. 动物实验的伦理争议　现代医学和行为学研究表明，动物与人类相似，是有感情的，它们在受到伤害或疼痛刺激时，也会表现出痛苦的表情和反应。特别是高等脊椎动物是具有情感、记忆、认知和初级表达能力的。至于动物是否有理性，现在正处于研究状态。因此，有关动物实验的伦理争论从未间断。

（1）动物权利主义的观点：动物权利主义是生态伦理学的一个流派，以美国哲学家汤姆·雷根为代表，认为动物作为生命主体，享有基本的道德权利，且与人类平等地享有这种权利。要平等地考虑人和动物的利益，把二者的利益看得同等重要。动物权利论者认为，不但要尊重人的天赋权利，而且也要尊重动物的天赋权利。在道德上，既然以一种导致痛苦、难受和死亡的方式来对待人是恶的，那么以同样的方式对待动物也是恶。那些认为动物利益超出了道德关怀范围的人，实际上是犯了一种与性别歧视或种族歧视相类似的道德错误，即物种歧视的错误。

（2）动物福利主义的观点：动物福利（animal welfare）是指人类应该避免对动物造成不必要的伤害，反对并防止虐待动物，让动物在康乐的状态下生存。与动物权利主义相比，动物福利主义的立场要妥协的多，它认可人是可以利用动物的，但在此基础上，我们希望它们在有生之年能够过得好一点。国际上普遍认可的动物福利为"五大自由"，即"5F"（five freedom）原则，包括享受免遭饥渴的自由（生理福利），享受生活舒适的自由（环境福利），享受免遭痛苦伤害和疾病威胁的自由（卫生福利），享受生活无恐惧、无悲伤感的自由（心理福利），享受表达天性的自由（行为福利）。

（3）动物实验有必要的观点：实验动物和动物实验在生物医学和预防医学发展中做出了重要贡献，可以说，没有实验动物和动物实验，就没有今天的实验医学。目前人类克服诸多疾病的重要方法仍然是动物实验，我们不得不承认，在很长一段时间内，医学的发展是不能够离开动物实验的。生物医学界在这一问题上的一贯立场是，为了人类自身的健康，动物实验还要继续做下去。因为动物实验是除人体试验之外，目前已知的能够检测出某种物质对人类和环境是否存在潜在威胁的最佳方案。重要的是，要在动物实验管理中加强贯彻落实相关伦理原则。

二、动物实验的伦理原则

生命无三六九等之分，生命再小，也应受到尊重。科研人员妥善饲养、使用、处置实验动物，对生命善始善终，不仅是人类对道德底线的维护，也是医者对健康事业的守护。

实际上，实验动物的使用一直处于科学和伦理之争中。各国也纷纷采取措施，试图将更多的实验动物从灰色地带拯救出来。在国际伦理规范中，1959年英国学者在《人道实验技术法则》一书中提出了保护实验动物的"3R"伦理原则，我国科学技术部《关于善待实验动物的指导性意见》（2006）也认可并解释了此原则，即：替代（replacement）、减少（reduction）、优化（refinement）。1985年，美国芝加哥"伦理化研究国际基金会"在此基础上增加了责任（responsibility），形成了"4R"原则。

（一）替代

在保证获得相同实验效果的前提下，具体包括两种程度不同的替代方法：一种是绝对替代，是指在实验中不再使用活体动物，而是使用数理化方法模拟动物进行研究和实验，其中最常见的是计算机模型，即电脑模拟替代。另一种是相对替代，是指使用单细胞生物、微生物、比较低等的动物或者动物的细胞、组织、器官替代动物。

（二）减少

尽可能地减少实验中所用动物的数量，提高实验动物的利用率和实验的精确度。科研人员应该掌握使用较少量的动物获取同样多的试验数据的科学方法，或者使用一定数量的动物能获得更多的试验数据的科学方法。具体的方法包括：使用正确的实验设计和统计学方法，减少动物的使用量；用低等动物，以减少高等动物的使用量；一体多用，重复使用；充分利用已有的数据（包括以前已获得的实验结果及其他信息资源等）；使用高质量的动物，以质量换取数量。

（三）优化

在必须使用动物进行实验时，尽量减少非人道程序对动物的影响范围和程度，通过改善动物的生存环境，精心选择设计路线和实验手段，优化实验操作技术，尽量减少实验过程对动物机体和情感造成伤害，减轻动物遭受的痛苦和应激反应。其主要方法包括：优化实验方案设计和实验指标选定，如选用合适的实验动物种类及品系、年龄、性别、规格、质量标准，采用适当的分组方法，选择科学、可靠的检测技术指标等；优化实验技术和实验条件，如麻醉技术的采用，实验操作技术的掌握和熟练，实验环境的适宜等。

（四）责任

它要求科研人员在生物学实验中增强伦理观念，呼吁实验者对人类对动物都要有责任感。不仅要加强从业人员的技术培训和考核，更要加强动物实验中的人性化教育，培养医学人文思想，在动物实验中通过"换位思考"的方式，考虑动物的感受，体验动物的伤痛，不把动物仅仅看作是工具，而是视为真正的生命，对其施与负责任的实验操作。

随着动物实验的规范化，涉及动物实验的科研论文均要求获得医学伦理审查委员会的伦理审查，要求作者详细介绍实验动物的品种、数量、选取原则，以及对实验动物的麻醉方法，介绍尽量减轻动物的恐惧和疼痛的操作方法。为实验动物画好休止符，是对生命的尊重，也是对科学的敬畏，只有在道德和法律层面上都合乎规范，才是完整的动物实验。

（邓　蕊）

第四节　医学研究人员的行为规范和道德准则

医学科研活动与其他科研活动一样，常常存在着令医学研究人员纠结的矛盾冲突，需要医学研究人员进行辨别、权衡、选择。当辨别不清、权衡不当、选择不对时，医学科研活动就产生了学术不端行为。对此，医学研究人员应该与相关制度共同协力，遵循基本的道德规范，防患于未然。

一、医学科研中的矛盾冲突

21 世纪的医学研究人员身处一个机遇、挑战与危险并存的年代。科学研究与商业机构盘根错节地交织在一起；现有的科学教育内容中缺乏价值观、道德观、责任伦理方面的充分引导；公众对科学研究比以往任何时候都更加挑剔和质疑。因此，医学研究人员需要理性地认识、辨别、权衡科学研究中的矛盾冲突，进而作出恰当的选择。

（一）利益冲突

对于从事科研活动的研究人员来说，利益冲突（conflict of interests）是指一种境况，在这种境况下，研究人员因处于两种（或多种）利益之中，而有可能干扰科研活动，导致其无法作出客观、准确、公正的判断。在科学的建制化完成之后，学院科学渐渐走出了象牙塔，越来越多地参与到社会发展中。企业对大学／医院科研的投入急剧增加，成为政府以外科学研究最大的资助者，大学／医院也开始主动与企业合作。研究人员逐渐拥有了"双重角色"，既要科学研究又要成果转化，既要科研成果又要经济效益，既就职于大学／医院又兼职于企业。因此，现代的很多研究人员处于无法避免的利益冲突之中。

利益冲突的来源不同、层级不同，影响也不同，因此对待不同的利益冲突的警惕性和态度也有所不同。①内在于科研事业自身的利益冲突，如研究人员的教育背景、理论偏好、科学声望、获得认可等。研究人员对这些利益的坚持和追求，恰恰是整个科学事业发展的"原动力"。它们是挥之不去和无法清除的。②所有研究人员所共有的利益冲突，如研究人员的宗教信仰、民族情结、政治立场等。这些利益冲突有可能带来偏见，需要通过科学共同体的集体活动被发现和纠正。它们也是挥之不去和无法清除的。③外在于科研事业自身的利益冲突，如研究人员为了获得企业资助而采用不当的模型和方法、接受企业丰厚的出场酬金或演讲费、享受奢华的旅游与食宿安排、接受企业提供的持有所研究产品公司的股份、在所研究产品公司任职等。研究人员对这些利益的追逐可能会阻碍科学事业的进步。需要通过制度安排尽量使这些行为合理化，并避免此类利益冲突。

由此可见，存在利益冲突并不一定就是坏或恶，利益冲突是一个不好不坏的中性语词。科研活动中的利益冲突有两个鲜明特征：其一，利益冲突只是一种境况或际遇，而不是一种确已发生的行为；其二，利益冲突是同一个主体处于两种（或多种）不同利益冲突情境之中，而不是不同主体之间的利益纷争。无论怎样，利益冲突可能会影响科学的真实性和客观性，会对科研诚信产生威胁。而在医学科学研究中，利益冲突可能会威胁到受试者的健康与生命。一个典型的例子就是宾夕法尼亚大学的基因治疗试验，18 岁的受试者 J. Gelsinger 在试验中死亡，这个试验因存在诸多利益冲突而导致在受试者招募、受试者知情同意等方面存在重大伦理缺陷。因此，还是要对重大的、明显的利益冲突进行控制。根据利益冲突的大小，应对涉及人员分别采取回避、（在不同范围内）公开、审查、教育等不同对策，以控制和减少利益冲突带来的负面影响。

（二）义务冲突

义务冲突产生的客观原因是每一个人的能力、精力所限，难免遇到家人身体不好需要照料、自己婚嫁、孩子高考等家庭重大事务与科研时间发生冲突，在同一时间无法很好地同时完成多项工作。主观原因是个体对自己的能力、精力估计过高，一人身兼两职或多职，无法同时满足两组或多组职业义务，从而导致自身处于"两难困境"。义务冲突至少包括时间冲突和精力冲突。

义务冲突在科研方面具体表现为科学家、教授、主要研究者、导师除了必须完成本机构的教学、科研、服务工作之外，还拥有很多社会兼职，经常应邀去各种会议露面、讲学、发言，或者同时还有管理职务需要履行管理职责，以至于无法教授预定课程、监督研究项目、指导研究生和见习研究人员、承担分内的管理和服务职责，甚至一定程度上造成了学术界"包工头"和"打工仔"现象的出现。

当然，机构管理层在一定程度上鼓励研究人员参与此类活动及兼任各种学术组织的职务，并将其作为考核、晋升职称、加薪和任期的评价标准。然而过犹不及，虽然义务冲突不会直接导致科学判断方面的偏见，但由于人的时间、精力、能力有限，一旦身兼数职，就容易顾此失彼，损害判断能力，降低决策质量，导致无法履行好所有的义务，进而造成科研活动中的行为失范。事实上，很多科研人员把太多的时间花在了本机构以外的事务上。

因此，在大学或医院的研究人员，应保证首先完全履行教学、临床、研究和对本机构的公共服务义务，严格遵守学术机构规定的机构外活动的类型和数量，及时如实向本机构上报自己的机构外服务情况。理性选择，坚持"有所为有所不为"，保障学术活动的高质量。

二、医学研究中的学术不端行为

第二次世界大战以来，科学技术与人们的生活日益相关，政府、公司、财团对科研的经费投入越来越多，科研成果对人类的衣食住行乃至生命健康的影响越来越大，科研人员的责任和压力也越来越重，大量学术不端行为开始出现，比如，韩国"民族英雄"黄禹锡伪造数据和非法买卖卵子，日本"美女博士"小保方晴子学术造假丑闻，全球泛滥的因作者编造审稿人和同行评审意见而出现的"撤稿事件"，贺建奎在基因编辑技术的研究中对伦理的逾越与冒进，频繁出现的学术不端案例提醒我们要对学术研究进行约束和监督。

（一）学术不端行为概念

世界各国对学术不端行为的界定不完全一致。美国白宫科技政策办公室于 2000 年公布了一个"共同的定义"（common definition），指出学术不端行为中简称"FFP"的三项主罪：在计划、完成或评审科研项目或者在报告科研成果时伪造（fabrication）、篡改（falsification）或剽窃（plagiarism）。欧洲各国的定义比美国在范围上更加广泛。中国学术界和政府部门对科研学术道德问题也很重视，近些年相继出台了《关于加强我国科研诚信建设的意见》（科技部、教育部等十部门联合发布，2009）和《医学科研诚信和相关行为规范》（国家卫生和计划生育委员会，2014）等规范。

医学科研不同于其他研究领域，具有其特殊性。医学科研中的学术不端行为是指开展医学科研工作的机构及其研究人员在科研项目的申请、预实验研究、评估审议、检查、项目执行过程以及验收等环节中，故意伪造、篡改各类信息数据，抄袭、剽窃他人科研成果，侵害受试者权益，违反出版伦理规范，及其他违背违反学术共同体公认的准则的行为。

（二）医学科研学术不端行为举要

当前医学科研领域最典型的学术不端行为是伪造、篡改、剽窃和虚假同行评议。具体来说，根据国家卫生和计划生育委员会、国家中医药管理局 2014 年印发的《医学科研诚信和相关行为规范》以及国际相关规定，医学科研学术不端行为主要有以下表现。

1. 研究选题与资源配置不合理　选题无创新性，低水平重复研究，或盲目模仿他人，或改换题目重复自己已做的研究；夸大科研项目的理论意义和实用价值；不具备相关研究基础；选题涉及人类受试者、实验动物，或需要使用涉及生物安全和生命伦理等问题的特殊材料而未经专门伦理审查机构批准；设定研究任务超出最大工作负荷，没有统筹安排临床工作与科研工作时间；课题经费预算不合理；将研究资源（包括但不限于研究时间）挪作他用。

2. 主观因素造成数据收集、保护和共享出现重大偏倚　在研究材料中不真实地描述实际使用的材料、仪器设备、实验过程等；不适当地改动、删除数据、记录、图像或结果，使研究过程不能得到准确的反映；未获知情同意而收集和使用个（他）人信息；对公众健康或公共卫生等有重要影响的数据未及时上报或公布；数据损毁、灭失或被篡改；应予以保密的数据泄露；数据归属和使用缺乏监管。

3. 学术成果署名与学术成果生产各环节不真实　该署名者没署名，不该署名者署名，假冒他人署名；署名顺序未按贡献大小排序；研究成果重复发表、自我抄袭、搬来主义、随意摘引或东抄西凑；一稿多投；在科研查新方面伪造和提供虚假信息；剽窃他人学术思想、研究计划或研究成果；伪造证明材料，提供虚假信息；编造审稿人和同行评议意见；申请、评议、公示、审稿期间拉拢、贿赂评审人员或项目管理人员。

4. 科研管理与同行评议不严肃、不公正及隐性抄袭　科研项目申请、审批、检查、督查和成果报奖材料真实性、准确性审核及程序公开、公平、公正存在漏洞；科研经费管理混乱；科研管理存在行政干预或违规行为；私下与被评议人直接接触；评议过程不客观、不公正；评议过程中了解到别人的想法，然后复制一份以自己的名义发表文章；未经同意泄露他人科研成果；同行评议隐瞒重要科研成果或压制不同学术观点；对已知他人的科研不端行为故意隐瞒或给予配合。

判定某科研行为属于学术不端行为，必须依据：此行为是蓄意的、明知故犯的或肆无忌惮的；此行为严重背离相关研究领域的常规做法；对此行为的判定要有证据，而且证据是正当的、确凿的。

（三）医学科研机构诚信规范

学术不端行为亵渎了科学研究的圣洁性，也阻碍了科学技术的发展和应用，是一种严重背离学术道德甚至违反相关法律法规的不良行为。各国政府和学术机构、学术团体等一直致力于制定相应的伦理甚至法律规范，以遏制和减少学术不端行为的发生。

我国卫生健康委员会对医学科研机构防范、惩处医学科研不端行为提出了相应的对策和要求：①加强教育与引导。医学科研机构应当将科研诚信教育纳入研究人员职业培训体系和研究生教育体系，不断完善教育内容及手段，树立崇尚科研诚信的良好风气与文化。同时，应该合理制定科研工作考核的标准与要求，防止科研工作急功近利的倾向。②设立管理制度。机构要建立受理举报科研不端行为的专门渠道，明确学术委员会是处理学术不端行为的最高学术调查评判机构，制定相应的科研不端行为调查、处理规定，对有关部门调查本单位科研不端行为应予积极配合。③明确奖惩机制。对查实的科研不端行为的责任人进行不良信用记录，并作为职务晋升、职称评定、成果奖励等方面的重要影响因素。触犯国家法律的，移送司法机关处理。

总之，预防抵制科研活动中的学术不端行为是一项长期任务，需要从工作考核机制、科研道德教育、行为规范约束等多方面采取措施，才能够取得成效。更重要的是，在强化他律的同时，也需要医学研究人员的严格自律。

三、医学研究人员的道德准则

人类从事医学科研活动的目的是揭示生命、健康与疾病发生发展的内在机制，探索战胜疾病、保障人类健康的有效方法和途径，提高人类的健康水平和生命质量。但是，由于科研工作的探索性和不确定性，研究过程有潜在的负面效应，现代医学科研活动受到来自各方面利益的影响和干扰，这就要求医学研究人员必须遵循一定的道德规范，以确保医学科研工作健康、有序地进行。

（一）动机纯正，勇于创新

纯正的动机能激励研究者发扬勇于创新、直面挑战、百折不挠、奋斗不息的精神。医学科研的目标是繁荣医学，造福人类，背离这一目标的研究是不道德的。医学科研的复杂性和艰巨性要求研究人员不图名利，遵循医学伦理基本原则，遵循医学科研试验的道德要求，坚持救死扶伤，防治疾病，增进健康的目标。创新的伦理素质主要包括：科学精神与人文精神的统一；实践品格与理性素养的统一；科学的怀疑精神与坚持真理的统一；精英意识与群体意识的统一。

（二）尊重科学，严谨治学

科学容不得半点虚假，医学科学研究必须尊重事实，坚持真理；假的科研成果不仅危害科学，而且违背国家、人民的利益，这是医学科研道德绝对不允许的。在医学科研实验中，实验材料、数据等是否客观、精确、可靠，直接影响着科研的进展及其结论的正确性，在实际运用时还可能影响到患者的健康、生命的安全。在实验中，如果研究人员只按自己的主观愿望和要求，随心所欲地取舍数据，甚至仿造资料、杜撰不真实的结果，都是不符合科研道德的行为，有损于医学科研的信誉。

（三）谦虚谨慎，团结协作

科学研究是有继承性的，任何一项科学研究，都是以前人的研究成果为基础的，牛顿曾形象地比喻："如果我比笛卡尔看得远些，那是我站在巨人肩膀上的缘故。"疾病和健康问题需要生物学与物理学、化学、计算机科学、心理学、伦理学、社会学等多学科的相互交叉与渗透才能获得解决。一项科技成就往往不是依靠个人的力量就能取得的，而是需要各方面力量的有机组合。它包括情报的相互提供，思想的互相交流，实验的互相配合，同事间的互相帮助，部门间甚至国际间的相互协作等。

（四）科研保密，反对垄断

医学科学是为人类健康服务的事业，其每一项进展和成果都是为了繁荣医学造福人类。从这个意义上讲，医学科学是向全世界公开的，没有绝对的保密。但由于现实社会生活和世界局势的复杂性，医学科研活动常常受到社会政治经济等因素的影响，会在一定时期或一定范围内存在保密的问题。另外，强调科研保密及发现者或发明人的优先权，对于激励研究人员的工作热情具有一定的积极作用。因此，医学科研成果也存在保密问题。

在医学科研过程中，研究人员除了正确认识和对待科学保密，还要反对垄断，因为如果一个人或一个单位、组织、集团为了自己的私利，把医学科研成果和新发现当作绝对的秘密垄断起来，或者出于其他方面利益的考虑，不让新成果用于人类健康的需要，这种保密在一定程度上阻碍了科学的进步。当然，对于涉及民族、国家利益的医学科研成果或医学研究资源，要进行必要的保密。如关于我国人类遗传资源方面的研究，必须按照国家有关的法律法规要求，在开展对外合作中，不能擅自将我国的遗传资源或研究成果泄漏出去。

在生物医学研究中，为了探求人体疾病的发生发展规律，研究人员先后要采取动物实验和人体试验两种主要研究方法。无论是动物实验还是人体试验，都存在着伦理问题和伦理争论，研究中需要遵循各自不同的伦理原则开展研究。在医学科研中存在着两种常见的矛盾冲突，即利益冲突和义务冲突。每个研究人员都要学会认识冲突环境并妥善处理冲突。如果不能处理好各种矛盾关系，就可能会出现学术不端行为。各个研究机构和科研管理机构都已制定了防范、处理学术不端的对策。在强化他律的同时，也需要医学科研人员的严格自律，医学研究人员必须遵循一定的道德规范。

（邓　蕊）

第六章 死亡伦理

生与死是人之生命的两个端点,生标志着开始,死意味着终结。死亡犹如生存一样不可回避,这是生命的必然规律。然而,什么是死亡、怎样判断死亡以及如何对待死亡,一直是医学界、生命科学界乃至整个人类社会都在思考、探讨的重要问题。

第一节 死亡与死亡标准

一个人的存在可以从生物学和社会学两方面去理解。生物学意义上,脑、脊髓是人生命运转和社会活动的中枢,神经活动和人体各器官的运转构成人的统一有机体。当中枢神经系统和重要生命器官丧失功能而导致的机体死亡称之为生物学意义上的死亡。从社会学意义上而言,人脑发生不可逆的功能丧失,意味着人的精神意识也随之丧失,并且永远失去人的意识,人的社会存在的意义便不复存在,即社会学意义上的死亡。

关于死亡与死亡标准,国际社会一直存在着争论。传统的死亡就是指心肺死亡。随着科学的进步,现代医学已经证明,大脑是决定人的生命存亡的最重要器官。"脑死亡就是死亡"的观念已经被现代医学所接受,但是,社会对脑死亡及死亡标准仍心存疑虑:脑死亡是否真的意味着人的死亡?脑死亡的提出有哪些技术与伦理依据?

一、死亡标准与脑死亡

目前关于死亡的标准主要有两种形式,一种是传统的死亡标准,即心肺死亡标准,一种是脑死亡标准。脑死亡与心肺死亡本来是密切联系的,脑功能的不可逆停止必然导致心肺功能的丧失,然而现代医学技术却可以将它们分离。现代医疗技术可以使一个人在脑部大面积或者全部损伤后还能维持其心肺功能;反之,在使用体外循环装置做心脏手术时,可以有意使心肺功能暂时可逆地停止。因此心肺死亡诊断标准有一定的局限性,可能导致对死亡的判定不够准确,但是脑死亡诊断标准仍存在一定的伦理争议。

目前世界各国采用的死亡标准不同:部分国家采用心肺死亡作为判断死亡的标准;部分国家采用心肺死亡与脑死亡两种标准并存的方式,而选择权则交由患者本人或其亲属。现今我国还没有一个正式的、有权威的、具有法律性质的脑死亡标准。

(一)脑死亡及其判定标准

脑死亡是指包括患者大脑、小脑、脑干的全脑功能的不可逆转的丧失。医学中对待死亡的问题是非常慎重的。心肺死亡标准直观而且容易判断,相比而言,脑死亡标准科技含量高,所要求的技术支持非常严格。一般认为,1959年法国学者莫拉雷特和古朗恩首次提出的"昏迷过度"是"脑死亡"的前身;1968年,美国哈佛大学医学院给"脑死亡"命名,制定了人类首个脑死亡判定标准:不可逆的深度昏迷;无自发呼吸;脑干反射消失;脑电活动消失(电静息)。凡符合以上标准,并在24~72h内重复测试,结果无变化,即可宣告死亡。如今,脑死亡已经在医学界普遍得到公认,而且许多国家为之制定了相应的标准,联合国193个成员国中已有近90个承认脑死亡的标准。

2003年,我国卫生部脑死亡判定标准起草小组制订了《脑死亡判定标准(成人)(征求意见稿)》和《脑死亡判定技术规范(成人)(征求意见稿)》,2013年,国家卫生和计划生育委员会脑损伤质控评价中心制订了《脑死亡判定标准与技术规范(成人质控版)》,并作为我国医学行业判定脑死亡的标准:深昏迷、自主呼吸停止、脑干反射消失。必须同时、全部具备上述3项条件,而且需明确昏迷原因,排除各种原因的可逆性昏迷。

那么,已经制定出脑死亡判定标准和技术规范,能否有效地解决医疗实践中所遇到的问题?《脑死亡判定标准与技术规范(成人质控版)》中对脑死亡的判定标准、判定方法与步骤以及判定人员要求等相关问题作了详细的规定,并从一定程度上推动我国脑死亡判定工作的有序开展。但是,判定标准和技术规范的制定,并不能够解决临床实践中的全部问题,尤其是科学技术水平问题。该技术规范中关于脑死亡确认试验,如短潜伏期体感诱发电位(short latency somatosensory evoked potentials,SLSEP)、脑电图(electroencephalogram,EEG)、经颅多普勒超声(transcranial doppler,TCD)等方法。考虑到我国经济发展状况,地区发展不平衡,医疗资源的配置也不尽合理,只有部分市级以上的医院具有脑死亡判定的条件,而大部分基层医院并不具备相关的医疗资源,因此,在全国范围内实行脑死亡判定难以实现,想要获得立法上的支持更是一个较长的过程。

（二）脑死亡标准的伦理及社会意义

1. 有利于关于"人"的标准的确立　人同动物虽然都是生命的存在形式,但人同动物毕竟有着本质的区别,最根本之处在于人具有意识,是具有自我意识的实体,如果一个人永久地失去了意识,没有思维功能,没有感觉知觉,没有情感体验,那么,他的真正生命在任何意义上说都已停止了,作为人的生存价值也随之丧失了。以脑死亡作为人死亡的标准,就意味着意识功能是否存在成为是否死亡的重要条件,有利于从人的本质特征去确定"人"的存在。

2. 有利于对人的生存权利的维护　以脑死亡作为人死亡的标准,有利于人们在患者的脑死亡阶段到来之前,竭尽全力抢救患者,或者使患者劫后余生,得以康复;或者抢救无效,毫无遗憾地死去。呼吸和心跳停止的人并不表明人体必然死亡,而人的大脑一旦处于不可逆的昏迷状态,死亡就在所难免。如果确定脑死亡标准,那么在患者心跳停止时,他人和医务工作者仍有抢救的义务,从而使某些心跳暂停者的复苏成为可能。

3. 有利于人体器官移植　现代医学上器官移植术的发展已使医学对供体的需求量日有增加,移植用的尸体器官必须非常新鲜,才使接受器官者有存活的可能,故对供体的需求时限要求较高。确定脑死亡标准后,那些大脑已经死亡,但其他主要脏器短期内尚未死亡的人有可能成为新的供体来源。

4. 有利于医药资源和人力资源的合理利用　现代医学中,人工维持心跳功能的技术很有成效,往日由于心搏停止和自主呼吸停止而必然死亡的患者却在价格昂贵的生命维持技术的作用下维持生命。然而,有时单纯延长生命的结果往往等于延长痛苦和死亡。如果延长的是一种无意识的生命状态,实际上也失去了延长生命的实际意义,从而等同于浪费了更多、更好的医药资源。确定脑死亡标准,在一定程度上会克服这种弊端,使有效的医药资源和人力资源得到更为合理的利用。

二、脑死亡立法的伦理困境

案例1

2010年1月6日,备受社会各界关注的"拔管杀妻"案在某市中级人民法院开庭审理。案情回顾:2009年2月9日,吴某突感胸闷想吐。当晚8时许,吴某在家中忽然昏倒。丈夫文某将其送往医院急救,并于次日凌晨转入重症加强护理病房。治疗期间,吴某一直昏迷不醒,有心跳、血压,但只能靠呼吸机维持呼吸。医生下了两次病危通知书,说治疗的希望很渺茫,连植物人的情况都不如。医生准备给吴某做气管切开手术,但提出该手术有可能引起肺部感染,甚至器官衰竭而死亡。2月16日下午3时许,文某突然拔掉了妻子吴某身上的呼吸管、血压监测管等医疗设备,吴某因被拔去气管插管致使呼吸停止死亡。

后经法医鉴定,吴某的小脑与脑桥连接部分有明显的脑血管畸形,该部位破裂出血后,导致大脑基底部、小脑及脑干蛛网膜下腔出血。同时伴有肺淤血及水肿。同时,鉴定人指出吴某的脑部病变会导致循环和呼吸障碍,使呼吸、心跳骤停,进而导致脑功能障碍和丧失,基本没有救治可能。脑中枢损害严重,是一个不可逆的过程,可以认为其已经达到脑死亡的标准。

脑死亡是指包括脑干在内的全脑功能丧失的不可逆转状态。如果脑干发生结构性破坏,无论采取何种医疗手段都无法挽救患者的生命。因此,将脑死亡作为死亡标准更为科学。2003年我国卫生部关于脑死亡讨论稿中的临床判定标准为：深度昏迷、脑干反射全部消失、无自主呼吸，以上三项必须全部具备。案例中，虽然根据我国目前脑死亡的临床判定标准，可以判定妻子发生脑死亡，但是脑死亡尚未立法，从法律层面考虑，文某拔气管插管的行为直接导致妻子的死亡，因此也需要承担刑事责任。

（一）脑死亡的伦理困境对我国立法进程的影响

目前，国外以法律形式直接承认脑死亡标准的国家包括美国、德国、日本、法国、芬兰、挪威、瑞典、加拿大、澳大利亚等，另有一些国家虽然没有正式的法律条文，但其临床实践中已广泛承认脑死亡标准，如英国、瑞士等。

中国台湾地区于 1987 年公布脑死亡可以作为认定死亡事实的标准之一，与传统死亡标准并存；香港特别行政区、澳门特别行政区相关的器官移植法令中也明确规定脑死亡可以作为死亡判断标准。大陆地区尚未出台关于脑死亡的法律法规，关于脑死亡主要限于学术研究中，2013 年，国家卫生和计划生育委员会脑损伤质控评价中心在《中华神经科杂志》第 9 期上刊登了《脑死亡判定标准与技术规范（成人质控版）》，成为目前中国大陆地区脑死亡的医学行业标准。

在临床实践中，除了面临医疗技术的限制和法律的空缺，另一个重要的问题就是社会公众对脑死亡的接受程度。同时，脑死亡诊断的技术问题尚未完全解决以及伦理问题相互交织，也影响着我国脑死亡立法的进程。

1. 科学技术探索的永无止境　迄今为止，人类对于脑的奥秘的探索研究，仍然有很多问题尚未得到科学的解释。有理由相信在科技高度发达的未来，能发现并掌握更多关于人体的奥秘，也许那时脑死亡不再是不可逆的。因而现在将脑死亡作为死亡的标准，可能使一些患者丧失救治的机会。

2. 中国传统文化难以接受脑死亡标准　同世界上其他国家一样，我国也形成了特有的生死观念，在两千多年的儒家传统教育下，"重生轻死"的观念已经积淀到国人的脑海中。患者有心跳呼吸就不是真正的死亡，这种传统观念影响着国人的世世代代，当然也影响了医务人员。一些医务人员很难从自身去认识和接受脑死亡，患者及其家属的求生意识也在一定程度上使医生抗拒脑死亡的判定标准。另外，以脑死亡标准判断死亡，会使患者家属无法从心理上接受亲人的过世，其他人会认为实施脑死亡的患者家属别有企图、不想救治等。

3. 脑死亡面临的社会舆论压力　目前，在中国医学和法律上还是将心跳和呼吸停止作为判定死亡的标准。在发生脑死亡的情况下，如果患者的心跳和呼吸尚未停止就终止救治，不但患者家属的情感需求难以得到尊重和满足，会遭到周围人的非议，医院也容易被指责违背人道主义和救死扶伤宗旨。

（二）医院在相关立法之前对脑死亡的判定

2013 年，国家卫生和计划生育委员会制定的《脑死亡判定标准与技术规范（成人质控版）》为医疗行业提供了判定脑死亡的标准。与此同时，随着医疗水平的进步和观念的更新，我国医疗实践中的脑死亡也正在被医院和患者及其家属接受，这为我国脑死亡的立法工作奠定了基础。然而，是否采取脑死亡标准，人们仍然举棋不定。

1. 缺乏法律保障，脑死亡标准诊断死亡无法可依　由于脑死亡法尚未出台，脑死亡虽然作为一种公认的科学死亡标准，但其合法性问题仍未解决。如果某位医生从脑死亡患者身上摘取器官，他将有可能同时面临民事诉讼和刑事诉讼。

2. 脑死亡应遵循严格的程序　即使在法律上确立了脑死亡标准，也不是近亲属或者其他人可以随意认定患者是否死亡的，不经过严格的法律和医疗诊断程序，不能随意认定患者脑死亡。此外，即使要终止对脑死亡患者的救治，也不是随便任何人都可以实行的。因此需要制定科学、准确、可行的脑死亡诊断标准至关重要。这样才能够对患者和患者家属正当的权益给予维护，防止有人利用脑死亡来实施犯罪。

第二节　死亡控制的伦理问题

死亡是一个和人类与生俱来的永恒问题。因而，如何面对死亡以及选择怎样的死亡，既是现实世界的人们必须思考的问题，同时也是医学界面临的一个难题。

一、死亡控制

死亡是人生的最终归宿，但随着医学科学的发展，医学的力量在死亡这一领域中发挥着越来越重要的作用，患者的死亡在很多时候都由医生来控制，而且随着医学人文的发展，人们越来越希望能够在死亡过程中多一些自主和关怀，这就是死亡控制。死亡控制已经呈现出生命维持技术、安乐死、临终关怀三种形态。

案例 2

2017 年 5 月 20 日，张某因脑出血入住某省级三甲医院神经外科，经过手术治疗后进入重症医学科继续抢救治疗，手术后患者仍处于深度昏迷状态。3 天后，患者瞳孔散大，瞳孔对光反射、角膜反射、睫毛反射均消失，疼痛刺激无反应，各种脑干反射消失，没有自主呼吸，呼吸机辅助呼吸，血压靠药物艰难维持，但心跳仍然维持。深度昏迷是大脑功能严重障碍的表现，自主呼吸的消失是脑细胞广泛受损的结果，脑电图平坦表示脑细胞已经缺氧坏死，瞳孔散大表示脑干已经失去正常功能。

按照脑死亡的标准，专家组对张某进行了脑死亡诊断，各种神经系统检查和神经反射测试都表明，张某符合脑死亡的标准。经过 3 次同样的检测，得到了同样的结果：张某确认已经脑死亡。

案例中张某因脑出血住进医院，出现自主呼吸的消失、脑电图平坦、瞳孔散大等脑死亡的相关临床表现。医院专家组按脑死亡的标准和程序，对张某进行了脑死亡诊断，各种反射测试都表明，张某脑死亡已经发生。

现代医学技术的发展增强了人类对于死亡的可控性，但在人类面对这些可控性时却是难以选择，这需要准确的科学判断来指引。死亡的控制基于对于人的准确的医学判断，特别是脑死亡的诊断判定。近年来，很多媒体报道过脑死亡患者死而复生的事件，通过仔细查阅这些所谓的脑死亡案例，发现这些患者往往都是没有经过专业鉴定的，没有对脑死亡作出科学判断。

脑死亡的临床诊断是死亡控制理论中的基石。英国把脑干功能存在、大脑皮层功能丧失的状态称为全脑死亡；美国则把脑干功能存在、大脑皮层功能丧失的状态称为持续性植物状态，而把脑干和大脑皮层功能全部丧失的状态称为全脑死亡。我国卫生管理部门也出台了相关脑死亡的标准，即深昏迷、自主呼吸停止、脑干反射消失。必须同时、全部具备上述 3 项条件，而且需明确昏迷原因，排除各种原因的可逆性昏迷。

作出脑死亡的判断，有赖于一整套严格的规定和程序，并且需要长时间的反复验证。脑干测试是脑死亡诊断中的一个部分，其目的是为了确认患者是否还有获救的希望。被测试的对象在客观上是否已经发生脑死亡，与是否进行测试并无关联。

二、生命维持技术与放弃治疗

生命维持技术即用现代医疗技术和医疗器械实现对于生命的延长，分为传统意义上的延长（脑死亡状态下维持心肺功能）和现代意义上的延长（依靠器官移植和人造器官等）。

案例 3

2018 年 3 月 29 日，农民王某因为"高处坠落致昏迷"，被送至当地人民医院，确诊为"特重度广泛性颅脑损伤、脑疝"。3 月 30 日，经医院脑死亡判定团队评估：患者处于脑死亡，临终状态，已无救治可能，但是患者内脏等器官是健康的。为了完成王某生前的愿望，家属一致同意将王某能用的器官和组织捐献出来，尽可能挽救更多需要的患者，家人在万分悲痛下签署了《中国人体捐献器官登记表》。3 月 31 日晚，医院为他成功实施了器官捐献手术，获取了患者的肝脏、一对肾脏、一对角膜、一对视网膜。4 月 1 日，他的两个肾脏被成功移植到两位患者体内。肝脏匹配到外省一名等待肝移植的危重患者，被连夜运往上海市进行手术；角膜进入角膜库，并于 1 周内移植给两名失明的眼疾患者；而他的视网膜将用于科学研究，造福更多的人。王某因意外过早逝去的年轻生命在 7 人身上得到延续。他虽然已经离去，但把生的希望，把光明和未来留给了更多的人。

（一）脑死亡维持治疗与放弃治疗的伦理选择

在我国，脑死亡虽未被法律所认可，但在医学上已经逐步实施，并为部分患者家属所接受。针对脑死亡患者，医院不可自行决定放弃治疗，撤除生命维持系统，其放弃治疗的决定需得到家属的认可。案例3中王某因脑外伤入院治疗，出现重度昏迷，经医院诊断后确认为脑死亡，并将病情如实告知其家属。由于伤者王某陷入深度昏迷，无法进行自主选择，伤者家属在接到医院脑死亡确诊后，经商量决定放弃治疗后，符合医学伦理学的基本原则。

由不必要的维持治疗到放弃治疗，不仅是人们对死亡认识观念的转变，同时亦是伦理理念的提升。人老病死乃人之常情，对患者来说，与其让他在痛苦中挣扎、在医治无望中延长生命长度，还不如保证其生存质量，让他们保留尊严。

然而，在"百善孝为先"的中国社会，让人们接受在亲人还有一口气的情况下放弃治疗，面临着大逆不道的"道德绑架"。因而，对放弃治疗还存在很大的争议。目前，我国的医疗实践中的放弃治疗主要是针对以下情况：①具有充分的民事行为能力和有表达能力的患者的书面意见；②无意志表达能力（长期昏迷、植物人状态、脑死亡等）患者的直系亲属（配偶、父母、子女）的书面同意书。

我国对于器官捐献主要原则是自愿捐献，即现实伦理学上的利他主义行为。器官捐献与获取要尊重人的自主性、自主决定的权利。捐献者及家属有自主决定是否捐献器官的权利以及自主选择哪种器官捐献方式的权利，其捐献意愿应是在不受任何压力或诱惑的情况下进行的。从尸体上摘取器官的组织要强调自愿至上的原则，要有死者生前自愿捐献的书面或口头遗嘱或死者直系亲属自愿同意捐献书。如果实施心肺死亡标准，只要其有呼吸心跳，就可以认定为"活人"，理论上器官捐献权利只能由患者本人行使；而如果实行脑死亡标准，伤者王某被确诊为脑死亡，被认定为"死人"，等同于"尸体"，不具有自主决定的权利，其家属就有权对其器官进行相关处理。医院本着自愿原则和知情同意原则，动员其家属捐献器官，符合医学伦理学相关原则。

（二）脑死亡与心肺死亡标准对器官移植的实践区别

目前我国和其他各国器官移植界所共同面临的一个困境——如何解决器官移植的供体来源问题。器官移植与死亡的判定标准有着密切的关系，除了活体捐献以外，器官移植能否成功主要取决于死亡后摘取器官时间的长短。如果按照传统的观念，以心肺功能丧失作为死亡的判定标准，由于呼吸循环停止往往导致体内各个器官的热缺血损害，用这些器官作为供体的移植手术的成功率比较低。

实行脑死亡标准，医生可以通过现代医疗技术（如人工呼吸和心脏起搏器）使脑死亡患者的心、肺及其他器官免于衰竭，这些脑死亡患者的器官便成为移植手术的理想供体。我国目前主要根据心跳是否停止来判定死亡，因此即便是认定了脑死亡后做器官捐献，仍旧当心肺死亡时取其捐献器官。前者在器官切取之前，循环基本稳定，供体主要器官功能维持良好；而后者循环不稳定，甚至心跳刚停止，供体各器官均遭受了程度不等的热缺血损伤。在西方国家，移植器官大部分来自可控型脑死亡供体。

（三）脑死亡下的器官移植的伦理思考

脑死亡理论的临床运用对器官移植有着有益的促进，但也由此带来了不同的声音。

在反对脑死亡的声音中，"道德至上论"是最有诱惑力也是最能唤起同情的一种。反对者设想了种种"理想状态"的道德难题，其中，脑死亡标准的建立对器官移植的促进和推动就是反对者尤其愤慨的一种。所谓"脑死亡有利于器官再利用，好像器官利用价值的大小决定了生死观念的更新问题"正是反对理由中有代表性的。并有反对者更将它上升到"生命价值"的高度，觉得似乎心跳还在继续，生命也就还在继续，这时宣布患者死亡，即便不是谋杀，也是对生命价值的漠视。

支持者认为，脑死亡概念并不是移植学家为了获得更好的器官而建立的。脑死亡概念成熟于20世纪60年代，此时临床尸体器官移植刚刚起步，有关供体器官质量的认识还十分有限。到70年代后期，才不断有研究表明，脑死亡供者的器官较之无心跳者更好，而此时脑死亡已经在欧美得到广泛认可。其次，脑死亡患者的生命已经完结，除了可能还有心跳外，其他方面与死者已无差别，又何来摘取器官是对"生命价值"的不尊重？稍有常识的人都知道，所有器官的摘取都必须在捐赠者生前获得捐赠者或其家属同意。

同时支持者认为，中国每年等待器官移植的人数在150万左右，而能够获得移植的仅1万人，可以说每个捐赠的器官都十分珍贵。在任何意义上，接受脑死亡标准并同意在必要时捐献自己的器官都是一种崇高的奉献行为。在这一行为中，我们看到的是面对死亡时无畏无惧的庄严。

（四）死亡标准对于器官移植的伦理需求

死亡标准一直是人类在不断探索的一个问题，在早期人类的死亡标准是"尸体腐烂说"，即人的尸体发生腐烂才被认定为真正的死亡；随着医学的发展，人类逐渐承认呼吸停止、心跳消失这一死亡标准；近现代科学发展中的脑死亡作为死亡标准被很多国家和地区承认。死亡标准的变迁背后是利益的驱动还是科学的发展，存在着很多的争论。

有学者指出，"回顾人类历史上不同的死亡观，我们会发现死亡被提前了，死亡在向我们走来，而脑死亡正是人类文明中所生长出来的怪胎。"死亡标准的变迁是因为人类功利主义的需求而产生的，特别是器官移植理论产生以后，人类更加的推崇脑死亡理论，认为脑死亡的标准完全是为了增加可移植器官的供应量而人为规定的死亡标准，是一种基于仍然活着的健康人群利益考虑的纯功利主义做法，因为被宣告脑死亡的人实际上并没有走完其生命的旅程。

陈忠华教授在新书《脑死亡：现代死亡学》首发仪式上指出："不要将器官移植与脑死亡扯得太近。"过多的将脑死亡标准与器官移植放在一起谈论是不利于脑死亡标准确立的。在没有心脏复苏和呼吸机的年代，难以确定"心死"与"脑死"的区别，因为心脏停止跳动后，由于大脑缺血，脑死亡会在心脏停止跳动的几分钟后发生。随着近代科学的发展，呼吸机的问世改变了现代医疗常规。在没有呼吸机介入的情况下，心死亡等于死亡；在有呼吸机介入的情况下，脑死亡等于死亡。

随着人们对死亡标准由"心死"向"脑死"的认知改变，不仅在一定程度上增加了器官移植的来源，而且身故者将可用器官捐献出来，移植到所需患者体内，是一种生命的延续。将有价值的器官移植给他人，实际上是器官捐献者"以另一种方式活着"。死去和诞生一样，同为人生必然；晚霞和晨曦一样，同样光照人间。

三、安乐死的伦理问题

"安乐死"（euthanasia）一词源于西方，有"好的死亡"或"无痛苦的死亡"的含义，是一种给予患有不治之症的人以无痛楚或"尽其量减小痛楚"的致死行为或措施，一般用于在个别患者出现了无法医治的长期显性病症，因病情到了晚期或不治之症，对患者造成极大的负担，不愿再受病痛折磨而采取的了结生命的措施，经过医生和患者双方同意后进行，为减轻痛苦而进行的提前死亡。

《中国医学百科全书》将安乐死解释为："对于现代医学无可挽救的逼近死亡的患者，医生在患者本人真诚委托的前提下，为减少患者难以忍受的剧烈痛苦，可以采取措施提前结束患者的生命。"

> **案例4**
>
> 2003年11月30日，荷兰议会顺利通过安乐死合法的第二天。上午10时，托莱尔和她的两个姐妹、孩子们及其他朋友，等待牧师走进了家门。老母亲躺在床上，她今年71岁，是一位非常开明的退休教师，几年前患了不治之症。几个月前，她就提请医生给她实施安乐死，以减轻痛苦，并且已经获得了两位主治医生的同意。开始，托莱尔坚决不同意，但看到母亲一直在忍受地狱般的折磨，拗不过老母亲的强求，在与姐妹们商量之后决定同意。而后医生为老母亲注射了致命药物。

美国当代分析哲学家托马斯·内格尔在《人的问题》中说道："如果死亡是我们生存确定的、永恒的结局，那么就产生一个问题，死亡是不是一件不好的事。"敬畏生命，人伦之理；面对死亡，泰然处之，亦是人之至高境界。托莱尔的母亲对待死亡的态度让人肃然起敬，其安乐死之举，也带给人们不同的思考。

荷兰是世界上第一个通过立法使自愿主动安乐死合法化的国家，其做法在国际上引起了广泛的讨论。世界上大多数国家对安乐死合法化仍然持保留态度。很多国际组织对安乐死合法化的做法感到愤怒，2002年7月，联合国人权委员会对荷兰安乐死法案提出了批评，认为那样会导致麻木的"怜悯杀害"。人们最大的担忧是，承认安乐死合法可能为滥用者打开方便之门。中国大陆至今为止尚无关于安乐死的相关立法。目前关于安乐死的合法化仍存在较大的伦理分歧，应该如何看待安乐死仍然是未解决的问题。

（一）安乐死的伦理分歧

1. 赞成安乐死的主要伦理依据

第一，从尊重人权与人权保障角度而言，安乐死是可行的。安乐死是人的权利，它完全出于人自己的意愿和自主选择，其他人不可以干涉和阻挠。安乐死作为一种权利，彰显为一种人格权益或人的自主权。按照哈贝马斯对个人自主性的理解——如果公民不被给予私人权利，那就不能承担一个法律主体的地位。在这个意义上，自主性意味着通过一个人自己的规范性判断来确立一个规范的明确有效性，从而自主的行动者可以获得自我理解。人格尊严之自主性蕴涵着个人人格的完整以及自主选择的权利。那么，人格尊严的自主性在社会活动中是否可以不受任何限制呢？回答当然是否定的！对人的自主性在公共社会领域应受到怎样的约束，19世纪后半期英国自由主义的代表性人物约翰·密尔就已经给出了明确的答案——伤害原则。密尔在《论自由》中这样论述伤害原则：在文明世界中，权力能够正当地适用于一个文明化的社会的任何成员，唯一目的就是防止对他人造成伤害。每个人在不伤害到别人的情况下都拥有着自身的一切自由。

对于安乐死行为，患者的安乐死不会对社会造成任何伤害，不会损害其他公民的利益。因此，患者安乐死的自主选择权不应当在社会共同生活中受到限制。因此，患者作为主体资格的人，选择自愿安乐死是一种人格尊严之自主性的选择，他们有权按照自己的方式避免病痛的百般折磨，法律应对其予以肯定和保障。

第二，从功利主义的观点来看，安乐死是合理的。其一，从患者自身的角度看，选择安乐死的患者大多长期饱受病痛且治愈无望，其身心都经受极大的痛苦。如果该患者有自杀的能力，则很多时候会选择自杀，如果法律能允许对该患者实施安乐死，则患者得以解脱，免于承受病痛带给他的莫大伤害。这种做法势必对患者本人是有益的，是人道主义的援助。其二，对于患者家属或监护人来说，饱受病痛的亲人和治愈无望的结果，对于他们而言是个沉重的负担。有很多人为了照顾和救治患者，东奔西走不辞辛劳。此外，大多数濒危患者的治疗费用都是非常昂贵的，其家属或监护人为了赚取这些医药费需要付出万分辛劳，甚至大量借债，生活苦不堪言，生命质量也严重下降。这对患者家属来说也难言公平。安乐死的实施，可以解除患者家属的经济负担和心理负担，使他们能投入更多的精力，为自己创造美好的生活，为社会做出更多的贡献。无疑，安乐死对患者家属也是有益的。其三，从全社会的角度考虑，医疗资源是有限的，每年大量的医疗资源用于维持濒死患者的生命，国家每年也为此支付大额医疗保险费用。殊不知，全国有许多地区医疗制度仍不健全，许多人病得不严重就无法就医，许多疾病的预防需要投入大量的医疗人员、医疗器械和医疗费用，许多重要药物的研发需要更多人力和物力的投资，许多医院建设欠缺……与延长这些濒死患者的痛苦生命而言，这些医疗资源运用到以上领域是否更有意义呢？从这个角度分析，安乐死的合理实施则有利于全社会医疗资源的合理配置，有利于更多的受益群体和受益领域。

第三，从人道主义出发，安乐死符合人性。培根在《新大西岛》中指出："医生的职责是不但要治愈患者，而且还要减轻他们的痛苦和悲伤。这样做，不但有利于他们的健康，而且也可能当他需要时使他安逸地死去。"对符合安乐死标准的患者实施安乐死，此时医生仍然是在履行医生的职责，仍然是救人的白衣天使而不是杀人的白衣恶魔。他们让患者提早安详的结束生命，而不是继续延长这种痛苦，这是对患者的关怀，是一种为患者减轻痛苦的方式，这是医学人道主义的具体体现和升华。

第四，从生命质量论和生命价值论考量，安乐死是可取的。生命质量论认为生命不是绝对神圣的，应通过生命质量评价来衡量生命价值，认为有价值的生命才是神圣的，而无质量、无价值的生命并不神圣。随着社会经济的发展，人们开始不仅要活着，还要求活得更好；人们不再满足于大自然赋予人类的生活水平，人们更加期望通过自身的努力获得更加完美的生命，活得更舒适，死得更安逸。生命质量论要求医疗工作不仅要解除患者的病痛，维护和延长患者的生命，更需要促进患者生命质量的提高，争取使人处于最佳生命状态。安乐死无疑符合生命质量论的观点。生命价值论是以人具有内在和外在的价值来衡量生命意义的一种道德观念。生命价值论为全面认识人生命的存在意义提供了科学的论证，帮助医疗卫生工作人员在竭力挽救患者生命的同时，也对那些濒于死亡的患者生命价值做出价值考量。借助现代技术，挽救有价值的生命，是具有道德意义的，而延长一个无价值生命，增加社会不必要的负担，是不具有道德意义的。

2. 反对安乐死的主要伦理依据

第一，生命是神圣的。《黄帝内经》云："天覆地载，万物悉备，莫贵于人。"孙思邈在《备急千金要方》中也提到："以为人命至重，有贵千金，一方济之，德逾于此，故以为名也。"这都是强调人的生命的神圣和宝贵，所以在任何情况下都应该尽力保存人的生命。

第二，违反医生救死扶伤的原则。医学人道主义强调对患者的尊重、同情、关心和救助，医生是患者心目中圣洁的白衣天使，是处于绝境中的患者唯一的依靠，医生只能"救生"，而不能"促死"。而安乐死要求医生杀死患者，违反了医生救死扶伤的原则，丑化了医生的形象，同时安乐死也会打碎了患者心中残存的治愈希望，这严重违背了医学人道主义。

第三，对安乐死诊断的质疑。医生对患者进行安乐死的前提是患者身患"不治之症"，已经"不可救药"。然而，这种诊断未必绝对。其一，不治之症总是相对于时代的医学发展水平和医院的技术水平，随着医学的发展，许多不治之症都可以成为可治之症；其二，由于医者认识水平的限制，误诊误治的例子在现实中并不罕见。基于此，实施安乐死可能会使患者丧失很多机会。

第四，安乐死会阻碍医学科学的发展。医学之所以不断发展、进步，就在于医学家在所谓"绝症"面前不畏艰险，知难而进。而安乐死则会使这些勇于进取的医学家失去研究的对象和动力，从而会阻碍医学科学的发展。

第五，违背了传统亲情观念。中国作为一个拥有五千多年文明的国家，形成了自己的文化特点。中国传统文化强调尊老爱幼及亲人之间危难时的相互扶持。反对者认为，安乐死会使患者家属不顾亲情孝道，放任自己亲人的死亡，甚至在医师的帮助下参与结束亲人的生命，显然与这种传统美德相悖。

第六，安乐死的自愿原则值得怀疑。实施安乐死是在患者的知情基础上的自愿。所谓的"自愿"值得怀疑。因为生活经验告诉我们，每个人都有强烈的求生欲望，特别是在处于死亡边缘的时候，求生欲望更加强烈。在极度痛苦的时刻，患者也许希望一死了之，但待痛苦相对缓解时，许多人会改变主意。因此"自愿"的安乐死是不可信的。

第七，实施安乐死可能会给社会带来许多消极后果。首先，社会接受安乐死，可能为某些不义的晚辈、亲属逃避赡养义务甚至谋财害命大开方便之门，个别医务人员也可能会以安乐死的名义掩盖医疗事故。其次，承认安乐死的合法性，会使步入暮年的老年人产生某种消极的心理，对于那些患有绝症的患者来说，也将是沉重的心理打击。最后，实施安乐死还容易发生一系列连锁效应，即如果允许在某种情况下结束人的生命，可能会为其他情况下乃至于所有情况下结束人的生命打开了大门。

> **案例5**
>
> 王某，女，38岁，某乡镇企业的职工。2010年10月因"头痛、呕吐"在某省级医院查出颅内胶质瘤，很快进行了颅内肿瘤手术，手术进行了放疗和多次化学治疗。2015年11月再次因为"头痛、呕吐、行走无力"去医院复查，发现颅内胶质瘤复发，遂住院手术和化疗，但患者生活质量变得很差。然而不幸的是，2017年5月复查头部磁共振时发现颅内胶质瘤再次复发，侵及颅脑重要生命中枢，无法再进行手术和有效治疗，患者也处于极度痛苦状态。患者王某向医生提出"安乐死"，希望获得迅速解脱。王某认为，安乐死能解除自己的痛苦，还可以无偿捐献角膜等器官，家里也不必再花钱进行这种无望的治疗。但是，医生对王某的要求明确表示，在没有法律规定的情况下，为王某实行"安乐死"是不可能的。再三权衡之下，王某放弃了最后治疗出院回家，在家靠"脱水"等对症治疗，病情也逐渐加重、昏迷，2017年7月某日王某停止了呼吸和心跳。

（二）安乐死分类

主动安乐死（active euthanasia）：按患者要求，主动为其结束生命（例如通过注射方式）。

被动安乐死（passive euthanasia）：按患者意愿停止疗程（例如除去患者的维生系统或让其停止服药），使其自然死亡。

（三）安乐死的对象

关于安乐死是否合法，世界各国存在着不同的认识。至于何种患者可以实行安乐死，目前更是争论不一。持肯定态度的学者认为，安乐死的对象是身患绝症、临近死亡、处于极度痛苦之中的患者。一般说来主要指以下群体：①晚期恶性肿瘤失去治愈机会者；②重要生命器官严重衰竭并且不可逆转者；③因各种疾病或意外伤致使大脑功能丧失者；④有严重缺陷的新生儿；⑤患有严重精神病症，本人已无正常感觉、知觉、认识等，经长期治疗已无恢复正常可能者；⑥先天性智力丧失、无独立生活能力，并无恢复正常可能者；⑦老年痴呆症患者和高龄的重病和重伤残者。

（四）医生如何应对患者及其家属的安乐死请求

1. 患者若单纯的因为经济上贫困无力承担医疗费用而要求医生为其进行安乐死时，医生应该进行开导。联系家属，让其安抚患者情绪，给予情感支持。同时告知其可以向社会慈善机构、社会公众采取募捐方式等获取必要帮助。劝慰其积极配合治疗，争取早日康复。

2. 于现阶段确实无法治愈的疾病，而且患者忍受极大痛苦时，如果单纯只有家属要求进行安乐死时，医疗工作者不应当对患者进行安乐死。如果患者自己主动要求进行安乐死，在没有法律规定的情况下，医生也会拒绝实施安乐死。医生应当采取必要措施减轻患者身体上的痛苦，同时给予更多关怀，呼吁其亲属给予情感支持，减轻其精神上的痛苦。

3．若某些不义的晚辈、亲属为了逃避赡养义务而要求医生对自己的长辈进行安乐死时，医生应当再严词拒绝，对这些晚辈和亲属进行必要的说服教育。同时，给予患者更多关怀，安抚其情绪。

第三节　临终关怀的伦理问题

临终关怀是近代医学领域中新兴的一门边缘性交叉学科，是社会的需求和人类漫长的历史长河中文明发展的重要标志。临终关怀的兴起，使现代医学模式发生了根本的变化。

一、临终关怀及其特征

临终关怀并非是一种治愈疗法，而是对现代医学治愈无望的末期病患提供以控制症状、缓解痛苦、提高末期生命质量为目的的姑息治疗，为患者及其家属提供包括居丧在内的心理、社会、情感关怀等综合社会卫生保健服务。

（一）临终关怀的含义及历史发展

临终关怀译自英文"hospice care"，原指欧洲中世纪时期修道院的传教士为旅行者和朝圣者提供的临时休息的场所，后被引申为对绝症患者及其家属的护理程序。在我国，"hospice"曾被译为"济病院"或"死亡医院"，"hospice care"则被译为"安息护理"或"终末护理"等。临终关怀主要包括照护患者、尊重患者的权利、重视患者的生命质量等方面。

西方临终关怀事业大致有三个阶段：中世纪为旅游者、朝圣者提供休息场所的模式；19 世纪教会及富人对穷病孤寡者的慈善救济模式；现代临终关怀模式，即从医学意义上提高末期患者生命质量与尊严，提供心理、社会情感等综合服务的模式。现代临终关怀始于 20 世纪 60 年代，创始人为英国的桑德斯博士。1967 年，他在英国创办了世界上第一所圣克里斯托弗临终关怀医院，此后临终关怀服务遍布世界 60 多个国家。

据史料记载，我国两千年前就出现了专门的养老场所，到唐朝（618—907 年）基本形成了较完整的养老制度。从唐朝的"悲田院"、宋代的"福田院"、元代的"济众院"到明代的"养济院"、清代的"普济堂"，各朝的养老机构名称不同，但实质上都是由政府设置的社会福利机构，相当于当代中国的"敬老院"等机构。

我国现代临终关怀始于 20 世纪 80 年代末。1988 年 7 月天津医科大学率先成立了天津临终关怀研究中心，开展临终关怀的研究实践工作。同年 10 月上海建立了我国第一所临终关怀医院，即南汇护理院。目前，国内知名的临终关怀医院及病房有北京松堂医院、天津医科大学肿瘤医院以及南京鼓楼安怀医院等。

> **案例6**
>
> 2016 年，71 岁李大爷在某医院查出肺癌广泛脑转移，急诊收治住院，经过入院后检查和对症治疗，患者症状稍有改善，但是，没几天，患者家属就被告知让患者出院或转院。院方表示由于医院病床的极其紧张，劝那些只能改善生活质量而无治疗希望的晚期患者出院或者转院，抓紧时间为其他病患治疗。患者家属只能四处联系愿意接受的医院，然而，一了解李大爷的病情，没有一个医院愿意接纳。家人万分焦急，却只能眼睁睁看着老人在家里遭罪。

（二）临终关怀：解决两难困惑的现实之路

医院劝无治愈希望的李大爷出院，把有限的病床让给其他患者，实属无奈之举。然而，这种类似于一家人掉进河里先救谁一样，带给人们一个思考：晚期患者应不应该得到治疗、关怀的问题。

对于这个问题存在着两种截然不同的态度。依道义论而言，强调行为动机的善，立足于全体社会成员长远的、根本的利益，以及儒家的重义轻利的价值取向形成重道义轻利益的传统社会文化及家庭伦理的观点，有能力而不尽力救治重病家人的人是不义，与杀人无异。救治患病的李大爷是医院的天职，是道德和法律义不容辞的责任。众所周知，癌症晚期患者或患有类似疾病，身心备受疾病折磨的人，他们比普通的患者更需要关怀和身心的照顾。在为社会付出青春以后，这些患者和普通患者一样也有获得医疗救助以及有尊严死去的权利。本案例中的医院"逐客"显然不妥，明知患者生命垂危，而见死不救，显然是不道义的，也必然受到社会舆论的谴责。人的生命是最宝贵和最神圣的，医务人员的基本责任就是关心患者的生命，同情患者。医院有义务接收任何患者，并且要尽一切力量去挽救患者。

与此相反，功利论强调行为的结果。行为结果利大于弊就是善的。功利论的基本原则是增进最大多数人的最大幸福。以当今而论，任何社会的卫生资源都是有限的，而且总是不能满足全部医疗卫生的需求。这也就意味着，总有一部分的医疗卫生需求得不到满足而会放弃一些人的救治。应当放弃哪部分人的需求才能符合最大多数人的最大利益，是一个需要权衡的问题。面对该问题时，该医院选择把有限的资源留给更有救治希望的人，而拒绝了没有希望的李大爷。

就本案例而言，医院和患者都有自己的说辞，似乎都有自己的理由。如果医院在判定李大爷已无救治希望和意义的时候，能够帮助家属联系接收医院，同时帮助李大爷缓解身体上的痛苦而不是简单的甩包袱，那么，其承受的舆论指责可能会小一点。然而，由于我国相关制度的滞后，类似李大爷的案例屡见不鲜，不是医生不讲人情，而是许多医院没有足够的条件来安置他们。随着我国老龄人口的快速增长，大力发展临终关怀事业迫在眉睫。

（三）临终关怀的特征

根据国际临终关怀联盟对临终关怀的描述，可以总结出以下几点特征：①照顾的对象是临终患者以及家属或者其他对患者意义重大的人；②临终关怀的场所可以在医院也可以在家庭；③临终医疗以控制症状为目的；④临终患者的全面照护（生理、心理、感情以及社会需求的关怀）；⑤临终关怀病房实行全天候服务（一周7天，一天24h）；⑥临终关怀是跨学科的交叉边缘学科；⑦志愿服务是临终关怀的重要部分；⑧服务不以患者支付能力为限；⑨为患者家属提供包括居丧在内的一系列支持服务。

二、临终关怀的组织形式和理念

（一）组织形式

1. 专门的机构

2. 综合性医院内附设临终关怀病房

3. 居家照料

（二）理念

1. 以治愈为主的治疗转变为以对症为主的照料

2. 以延长患者的生存时间转变为提高患者的生命质量

3. 尊重临终患者的尊严和权利

4. 注重临终患者家属的心理支持

案例7

2004年，王先生患癌症的父亲走到了人生的终点。虽然能感受到父亲的异常痛苦，但是王先生还是希望父亲能在世上多留一天。为挽救老人的生命，医院采取了多种抢救措施，并用营养液维持着老人的生命。就这样，父亲在全身剧痛中足足煎熬了11天才离世，王先生也遭受了巨大的精神痛苦，头发白了不少。老伴的死给同样罹患癌症的王母带来了巨大的阴影。她多次表示希望安乐死。2005年的一天，王先生偶然从报纸上看到一个专门做临终关怀的志愿团队，他抱着试试看的心理，邀请了这个团队为母亲服务。母亲弥留之际，志愿者们来给母亲做临终关怀，每个人都和病床上的母亲热烈拥抱，夸奖母亲是最棒的。母亲始终沉浸在极大的喜悦之中，原先对死亡的焦虑恐惧消失得无影无踪，痛苦也减轻了不少。7h后她平静的离世了。

短短一年的时间里，王先生遭遇了双亲相继离世的沉重打击。然而二老临终前的不同遭遇让他对死亡有了不一样的看法。王先生说父亲的死一度使自己对死亡充满了恐惧焦虑，患上了"死亡恐惧症"，但是母亲的经历让他安慰了不少。

在生命的最后阶段，我们是应该奋战到最后绝不认输，还是放下武器，享受死亡来临前的安宁呢？王家二老的经历给了我们两种截然不同的答案。王先生双亲在生命的最后一段时间具有相似的遭遇，他们都因癌症饱受痛苦，不同的是王父生命的最后阶段被人为的医疗措施延长了，离世时既痛苦也不安。而王母在志愿者的关怀下克服了对死亡的恐惧，获得心灵的安宁。长期以来，我们的医疗实践总是想方设法能延长患者的生命，为此医院建立了一套完整的抢救方案以及技术操作体系，甚至有些医院为了"救命"不顾患者及其家属的真实意愿去实施诊疗方案，似乎只有这样做才能体现人道主义精神。而实际上很多医疗措施不仅没有实际意义，反而会给临终患者带来额外的痛苦和负担。事实上，王母的治疗措施更接近于现代的临终关怀理念，即治疗措施不以延长生命为目的而是以提高终末生命质量为目的，同时关怀患者的心理、社会需求，帮助患者安详平静地面对死亡，解脱了患者也解脱了家属。所以，从伦理的角度来看，王母的治疗措施更符合生命价值论以及现代的临终关怀伦理。

三、临终者家属心理需求及临终者护理措施

（一）满足临终患者的心理需求

临终患者的心理需求主要有以下几种。

1. 希望维持自己形象的完整，认为自己的形象如果不能像往常一样，就会影响到被对待的方式，也会影响到患者对自己的肯定，因此维持自己形象的完整不但是自尊的来源，也是让他人尊重的依据。

2. 强烈的失落感导致强烈的需求感，患者会认为自己过去所拥有的财富、事业、家庭、朋友，都会因为死亡的来临而消失不见，这种强烈的被剥夺的体会，让患者产生强烈的失落感，在失落的同时，患者对人间一切便产生难以割舍的执着与爱恋，所以有时会让家人感到过度的感情压力。

3. 孤独产生的关怀需求，虽然患者有时会有静一静的想法，不过基本上并不希望这种静一静被误解为喜欢孤独的反应，事实上患者十分担心陷入孤独当中被家人遗弃，只是心中又不想因为害怕孤独而造成家人情感上的负担与不舍，这种又想又怕的反应是家人在提供爱心的支持与关怀时应特别注意的地方。

4. 不希望因生病而成为家人的负担，因为患者本身原先有他自己的独立自主性，也有他自己的贡献价值所在。这时家人就必须从照顾的想法、方式到行动，想办法让患者产生参与感并介入其中，这样患者才能重新自我肯定，积极实践自己的生活。

（二）全面的护理措施

根据医学心理学的研究，患者在得知自己患不治之症后心理往往会发生五个阶段的变化。包括否认期、愤怒期、协议期、抑郁期、接受期。不同心理阶段的心理需求以及治疗需求都有所不同。护理应当根据患者心理变化适当调整。此外还要为患者提供舒适的生活服务，组织各种活动、布置临终室等。

1. 否认期　真诚地对待患者，但不要揭穿其防卫机制；经常陪伴患者，愿意与其讨论死亡的话题。

2. 愤怒期　倾听患者的心理感受，允许其发怒、抱怨、不合作等发泄行为，做好家属的工作，给予宽容、关爱和理解。

3. 协议期　予以指导和帮助，使患者更好地配合治疗，控制症状。

4. 忧郁期　给予精神支持，陪伴患者，预防自杀，尽量满足其合理要求。

5. 接受期　尊重患者，减少外界干扰，不强迫与其交谈，加强生活护理。

（三）死亡教育

死亡教育包括死亡标准、死亡价值、死亡态度、死亡心理、死亡时机、死亡地点、死亡方式选择以及死后丧居服务等。目的在于帮助患者及其家属树立正确的死亡观。鼓励和帮助患者勇敢的、平静的、无痛苦的、有尊严的面对死亡。

（四）临终者家属得到心灵的安慰

为家属提供照顾临终患者的机会。孝敬父母是中华民族的传统美德，一个人快要走到生命的终点时最希望能得到最亲近的人的陪伴，而能够照顾并陪伴亲人走过最后一段路也是大多数人的心愿。因此给家属照顾临终患者的机会，既能给患者及家属带来心灵的安慰，同时也能缓解医护人员的工作压力。

为患者家属提供包括居丧期在内的心理支持。临终患者家属的精神痛苦不亚于患者的躯体痛苦，安慰劝导家属并且与家属相互配合，是临终医护工作的重点。

四、临终关怀的伦理原则

1. 知情同意原则 患者有权知晓自己的病情,并对医务人员采取的防治措施决定取舍的自主权。
2. 医疗最优化原则 在医疗实践中,诊疗方案的选择和实施,追求以最小的代价获取最大效果的决策。
3. 医疗保密原则 医务人员在医疗实践中不向他人泄露能造成医疗不良后果的有关患者疾病的隐私。
4. 生命价值原则 尊重人的生命;尊重生命的价值;尊重生命的社会价值。

（王兆良 牛朝诗）

第七章　特殊医学诊疗技术应用中的伦理问题

医疗技术是指医疗机构及其医务人员以诊断和治疗疾病为目的，对疾病作出判断和消除疾病、缓解病情、减轻痛苦、改善功能、延长生命、帮助患者恢复健康而采取的诊断、治疗措施。医疗技术临床应用应当遵循科学、安全、规范、有效、经济、符合伦理的原则。本章将着重介绍与临床实践密切相关的特殊诊疗技术的伦理问题。

第一节　医学诊疗技术的分类与伦理审查

一、医疗技术分类

2009 年，国家卫生和计划生育委员会发布《医疗技术临床应用管理办法》，明确建立了国家医疗技术临床应用准入和管理制度，对医疗技术实行分类、分级管理。医疗技术分为三类。第一类医疗技术是指安全性、有效性确切，在临床应用中医疗机构通过常规管理能够保证其安全性、有效性的技术。第二类医疗技术是指安全性、有效性确切，涉及一定伦理问题或者风险较高，卫生行政部门应当加以控制管理的医疗技术。第三类医疗技术是指具有以下情形之一：①涉及重大伦理问题；②高风险；③安全性、有效性尚需经规范的临床试验研究进一步验证；④需要使用稀缺资源；⑤国家卫生和计划生育委员会规定的其他需要特殊管理的医疗技术。2018 年，国家卫生健康委员会更新了《医疗技术临床应用管理办法》，提出了建立医疗技术临床应用"负面清单管理"制度。将安全性、有效性不确切的医疗技术，或存在重大伦理问题的医疗技术，或已经被临床淘汰的医疗技术以及未经临床研究论证的医疗新技术列入"禁止类技术"清单，禁止应用于临床。将技术难度大、风险高，对医疗机构的服务能力、人员水平有较高专业要求而需要设置限定条件的医疗技术，或需要消耗稀缺资源的、涉及重大伦理风险的，或存在不合理临床应用需要重点管理的医疗技术纳入"限制类技术"清单，实施备案管理。国家卫生健康委制定发布国家限制类技术目录，省级卫生行政部门可以结合本地区实际，在国家限制类技术目录的基础上增补省级限制类技术。2019 年 2 月 26 日，国家卫生健康委员会医政医管局发布公告，面向社会公众公开征求《生物医学新技术临床应用管理条例（征求意见稿）》修改意见，条例中明确界定了生物医学新技术的概念。生物医学新技术是指完成临床前研究的，拟作用于细胞、分子水平的，以对疾病作出判断或预防疾病、消除疾病、缓解病情、减轻痛苦、改善功能、延长生命、帮助恢复健康等为目的的医学专业手段和措施。生物医学新技术临床研究（以下简称"临床研究"）是指生物医学新技术临床应用转化前，在人体进行试验的活动。生物医学新技术转化应用（以下简称"转化应用"）是指经临床研究验证安全有效且符合伦理的生物医学新技术，经一定程序批准后在一定范围内或广泛应用的过程。生物医学新技术临床研究实行分级管理。中低风险生物医学新技术的临床研究由省级卫生主管部门管理，高风险生物医学新技术的临床研究由国务院卫生主管部门管理。

高风险生物医学新技术包括但不限于以下情形：①涉及遗传物质改变或调控遗传物质表达的，如基因转移技术、基因编辑技术、基因调控技术、干细胞技术、体细胞技术、线粒体置换技术等；②涉及异种细胞、组织、器官的，包括使用异种生物材料的，或通过克隆技术在异种进行培养的；③产生新的生物或生物制品应用于人体的，包括人工合成生物、基因工程修饰的菌群移植技术等；④涉及辅助生殖技术的；⑤技术风险高、难度大，可能造成重大影响的其他研究项目。

生物医学新技术风险等级目录由国务院卫生主管部门制定。生物医学新技术的转化应用由国务院卫生主管部门管理。转化应用审查通过的生物医学新技术，由国务院卫生主管部门批准进入临床应用，并根据该技术的安全性、有效性以及技术操作要求等,确定该医疗技术的临床应用管理类别。医疗技术临床应用管理类别分为禁止类、限制类及非限制类。对禁止类和限制类医疗技术,实行负面清单管理,由省级以上人民政府卫生主管部门实行严格管理;对非限制类由医疗机构自我管理。进入临床应用的生物医学新技术,医疗机构应当严格掌握适应证,遵守各项技术操作规范,合理、规范使用。

二、医疗技术的伦理审查

取消第三类医疗技术临床应用准入审批后,医疗机构对本机构医疗技术临床应用和管理承担主体责任,应强化主体责任意识,建立完善医疗技术临床应用管理制度。医疗机构禁止临床应用安全性、有效性存在重大问题的医疗技术(如脑下垂体酒精毁损术治疗顽固性疼痛),或者存在重大伦理问题(如克隆治疗技术、代孕技术),或者卫生计生行政部门明令禁止临床应用的医疗技术(如除医疗目的以外的肢体延长术),以及临床淘汰的医疗技术(如角膜放射状切开术)。对安全性、有效性确切,但是技术难度大、风险高,对医疗机构的服务能力、人员水平有较高要求,需要限定条件;或者存在重大伦理风险,需要严格管理的医疗技术,医疗机构应当限制临床应用。如《造血干细胞移植技术管理规范(2017 年版)等 15 个“限制临床应用”医疗技术管理规范和质量控制指标》明确了医疗机构及其医师开展造血干细胞移植技术等 15 个“限制临床应用”医疗技术应当满足的基本条件:包括对医疗机构的基本要求、对人员的基本要求、对技术管理的基本要求和培训管理要求。同时,明确了造血干细胞移植技术等 15 个“限制临床应用”医疗技术的医疗质量控制指标。拟开展限制临床应用医疗技术的医疗机构应当具备上述条件方可开展,并按照要求参加医疗技术的质量控制工作。医疗技术伦理审查重点是保护受试者利益,主要是审查能够胜任此项医疗技术临床应用的主要专业技术人员资质、相关医疗实践经验、开展该项医疗技术所需设备、设施和其他辅助条件、管理制度、质量保障措施、风险评估及应急预案等内容。而有下列情形之一的,不能通过伦理审查:①申请的医疗技术是国家卫生健康委员会废除或者禁止使用的;②申请的医疗技术未列入相应目录;③申请的医疗技术距离上一次同一医疗技术未通过伦理审核时间未满 12 个月的;④不符合上级卫生行政管理部门规定的医疗技术。

(杨　薇)

第二节　器官移植伦理

医学上的器官移植是将健康的器官移植到患者体内的复杂手术,目的是替换患者因疾病而丧失功能的器官。我国《人体器官移植条例》规定:人体器官移植是指摘取人体器官捐献人具有特定功能的心脏、肺脏、肝脏、肾脏或者胰腺等器官的全部或者部分,将其植入接受人身体以代替其病损器官的过程。人体细胞和角膜、骨髓等人体组织移植,不属于人体器官移植。在器官移植中,捐献器官的个体称为供体,接受器官移植的个体称为受体。

英国学者兰姆曾说:“器官移植的历史,一方面是科学技术的成就史,另一方面也是一部道德焦虑和冷峻的道德思考史。”我们必须深入、细致地分析探讨其中的伦理问题,以规范器官移植技术的应用与发展。

一、器官移植技术伦理问题

器官移植技术的临床应用,在向人类展现美好景象的同时也引发了诸多伦理问题。

(一)器官移植的受益与代价比

器官移植的受益远远大于代价。1985 年,美国国家卫生研究院对器官移植的经济效益和社会效益作过深刻评价,认为虽然国家为器官移植花费巨大,但当时全美已有 7 万余人获益,其中 2/3 为青壮年,移植后有 50%～60% 的人恢复了正常的劳动能力。

但亦有对器官移植价值持批评态度者,他们认为器官移植经济负担沉重、供体有限、花费昂贵,少有个人能够支付,势必由政府和社会资助,加重负担;器官移植短期存活虽有稳定的效果,但长期存活率仍很难测;移植后长期免疫抑制剂的应用会使人的免疫功能低下,易感染疾病、新生肿瘤,其他并发症的发病率明显高于一般人群;移植术后心理和精神问题也常有发生。

我们认为,随着移植手术的日趋完善,加上免疫学、遗传学和基因工程技术的日新月异,器官移植技术在挽救生命的过程中将会扮演越来越重要的角色,造福更多患者。当前,移动医疗技术的出现和应用为器官移植受体术后管理提供了新方法。采用移动医疗技术加强器官移植受体术后病情监测与异常结果报告对降低术后不良事件发生率具有潜在积极作用,对改善治疗的长期疗效具有重要意义。

(二)医疗卫生资源的宏观分配问题

当前,器官移植的费用还是很高的。以美国为例,肾移植的费用是 4 万美元,心脏移植的费用是 15 万美元,肝移植的费用是 20 万~30 万美元。抑制免疫药物每年花费 1 万~2 万美元,患者需要终身服用。在我国,肾移植需 15 万元人民币,肺移植需 30 万元人民币,心脏移植需 50 万元人民币,肝移植需 60 万~70 万元人民币,术后还有一系列的护理、监测、服用抑制免疫药物等费用。

美国伦理学家罗尔斯认为:"所有的社会价值——自由和机会、收入和财富、自尊的基础——都要平等地分配,除非对其中的一种价值或所有价值的不平等分配合乎每人的个人利益。"按照这一观点,每个社会成员都应平等地享有利用公共资源医治疾病的权利。但因公共医疗费用有限而器官移植费用高昂,如果器官移植占用了大量公共开支,势必影响其他社会成员常见病、多发病的医治,甚至影响全社会的疾病防控。因此,越是医疗资源短缺的国家,越需要让患者更多地承担器官移植的费用,否则,就是对其他社会成员的不公正。

中国目前还属于卫生资源有限的发展中国家,如果器官移植技术所用的资源在卫生事业活动经费中所占的比重过大,势必会影响其他更有效、更急需的医疗项目的开展;如果太少,又会影响器官移植技术的开展。所以,在开展器官移植技术时,应正确处理器官移植在卫生资源分配中的比例关系,正确处理各种器官移植项目之间的比例关系。注意轻重缓急,贯彻成本效益等原则,确定符合实际的器官移植发展速度和适宜规模。

(三)受体的人格同一性问题

案例 1

一位 50 多岁的被访者器官移植 6 年后,向我叙述他移植后的身体体验:我以前总感觉自己缺点什么,又多了点什么,又说不清,反正心里不是滋味,觉得自己不正常了。我就去问医生,为什么会这样,医生说可能是移植物的排斥反应吧。我也问了其他的朋友,都是做过移植的,他们有的有,有的没有。说让我慢慢适应就行了。我现在其实也没什么思想负担了,也想开了,反正比以前好多了。这个毕竟不是自己的,要好好保养啊。让它安安心心地住在里面,别给我惹麻烦。其实,移植术后,患者最担心的就是复发,怕出现种种问题。这又不是一般的小病,还得要注意的,最近几年它都很听话的。

"人格同一性"就是指人的自我或自我性在过去、现在、将来的时间流逝过程中具有恒定不变的同一性或同一性基础。人格同一性包含三重意义上的涵义:①人的机体意义上的同一性,即指人的身心结构的同一性与继承性;②被社会认定的人的社会角色的恒定性;③人的自我意识的同一性。

人格同一性问题与器官移植紧密相关,一个人接受了别人的器官,他还是原来的人吗?他的个性或人格是否会受到影响?有位患者在移植了一个因车祸而导致严重脑损伤的死者的心脏之后,性情大变,甚至连饮食习惯都改变了。她原来不喜欢喝咖啡,移植心脏之后变得很爱喝咖啡。她百思不得其解。后来,她向提供心脏的死者家属询问其生前饮食习惯,才得知那个死者生前很爱喝咖啡。

上述问题的存在,提醒医务人员在保证医疗质量的基础上,应重视对患者的心理干预。移植受者在心理层面上接纳移植器官是一个心理同化过程,也就是其自我概念重新整合的过程,一般分为三个阶段:异体阶段、部分一体化阶段、完全一体化阶段。对出现心理问题的移植者进行长期系统的心理治疗康复,帮助其重建自我概念,全面恢复自我功能。

二、器官移植的伦理原则

2008 年 4 月 30 日~5 月 2 日国际移植学会和国际肾病学会在土耳其伊斯坦布尔召开了国际峰会,发布了《伊斯坦布尔宣言》,该宣言旨在反对商业化器官移植与器官移植旅游。在这个宣言通过之后,世界上有超过 100 个国家强化了对于器官捐赠的国内法律,反对商业化器官移植与器官移植旅游。

2008 年 5 月,世界卫生组织执委会第 123 届会议上讨论了人体细胞组织和器官移植问题,形成了《世界卫生组织人体细胞、组织和器官移植指导原则(草案)》(以下简称"《(草案)》")。《(草案)》共包括 11 项指导原则,旨在为以治疗为目的的人体细胞、组织和器官的获得和移植,提供一个有序、符合伦理标准并且可接受的框架。《(草案)》提出,只有在符合这些指导原则的情况下,才可以以移植为目的,从死者或者活体身上摘取细胞、组织和器官。

2007 年 3 月 21 日,我国国务院第 171 次常务会议通过的《人体器官移植条例》(以下简称"《条例》")规定了自愿、无偿,以家庭为基础的明示同意,伦理审查,尊重生命,知情同意,公平、公正和公开,保密等伦理原则。

（一）自愿、无偿原则

案例 2

2009 年年底,李女士称自己 17 岁的儿子王某被骗到重庆摘除了右肾。经公安机关调查,王某右肾被摘的起因是想换钱打游戏。王某由于沉溺于网络游戏不可自拔,父母给的零花钱有限,这一窘境被在网吧物色人选的中介解某某看在了眼里。在解某某的诱骗下,王某被领到医院检查身体、抽血样、做配型。随后,王某的个人配型资料被传到网上一个专门 QQ 群里,寻求配型合适的购买者。一旦配型成功,交易达成,惨剧就随之发生。

《条例》规定:"人体器官捐献应当遵循自愿、无偿的原则。公民享有捐献或者不捐献其人体器官的权利;任何组织或者个人不得强迫、欺骗或者利诱他人捐献人体器官。"供体的自愿同意强调尊重供体的人格尊严和人格自由,是衡量器官捐献行为是否合法的首要价值尺度,任何以欺诈、胁迫、乘人之危,甚至是暴力方式使供体在违背真实意愿的情况下所作出的同意意思表示均是违法和无效的。

《条例》还规定:"任何组织或者个人不得以任何形式买卖人体器官,不得从事与买卖人体器官有关的活动。"假如允许器官的商品化,有钱人就可以随意购买器官,享受器官移植的好处,而穷人却得不到治疗,这样会进一步加剧社会不公。要把器官捐赠给那些需要的人,而不是当作一种资源或者一种商品去出售。

（二）以家庭为基础的明示同意原则

世界范围内的对死体器官捐献的同意大致可分为明示同意与推定同意系统。明示同意中器官捐献是死者或其家属积极意思表示的结果,其逻辑结构是"不……除非……";而推定同意中器官摘取是死者或有时候死者家属没有表示拒绝捐献的情况下进行的,其逻辑结构为"是……除了……"。

在推定同意的政策环境中,个体要充分行使自主权需要更多的条件,包括相当的认知能力、对政策的充分了解、登记制度的完善和便捷等。在社会经济欠发达国家,教育、媒体普及率、服务可及性的滞后都会影响公民充分行使"选择退出"的权利,与富裕阶层相比,弱势群体面临着更大的"被自愿"的风险。因此,对于许多欠发达国家和地区来说,推定同意潜藏着更大的社会不公的危险。

鉴于推定同意的不足与局限性,以及我国以家庭观为根基的传统文化的土壤与底蕴,我国器官移植立法采用的是以家庭为基础的明示同意原则。《条例》规定:"公民生前表示不同意捐献其人体器官的,任何组织或者个人不得捐献、摘取该公民的人体器官;公民生前未表示不同意捐献其人体器官的,该公民死亡后,其配偶、成年子女、父母可以以书面形式共同表示同意捐献该公民人体器官的意愿。"《卫生部关于规范活体器官移植的若干规定》:"从事活体器官移植的医疗机构应当要求申请活体器官移植的捐献人提交由活体器官捐献人及其具有完全民事行为能力的父母、成年子女(已结婚的捐献人还应当包括其配偶)共同签署的捐献人自愿、无偿捐献器官的书面意愿。"

（三）伦理审查原则

案例 3

患者张某,男,44 岁,2008 年因左肾萎缩导致尿毒症,开始血液透析治疗。希望做肾移植手术,于 2009 年到北京市某三甲医院就诊,并排队预约肾源。由于患者已出现心力衰竭表现,不能耐受透析治疗,并且一时等不到合适的尸体肾源,所以考虑进行亲属捐献肾移植。患者的直系亲属配型均不符合要求,而患者姐姐的儿子陈某经检查配型合适,准备将一个肾捐给患者张某,患者张某则承诺手术后办理病退,由外甥陈某接替其在烟草公司的工作。该院伦理委员会与供受双方家属面谈后,又分别与供者、受者本人进行了单独面谈。随后,伦理委员会进行讨论,在最终投票表决时同意手术的专家人数未达到总人数的 2/3,故而不同意实施移植手术。在该案例中，伦理委员会在询问供者本人及其家属时，他们均表示同意捐肾很大程度上是由于受者为其提供就业保障。虽然不是典型买卖关系，却有利益交换，因此否决了这例亲属间的活体器官捐献。

每一个具有人体器官移植技术资质的医院，都必须成立人体器官移植技术临床应用与伦理委员会。伦理委员会需要对下列事项进行审查，并出具同意或不同意的书面意见：捐献医院是否真实；有无买卖或变相买卖人体器官的情形；人体器官的配型和接收人的适应证是否符合伦理原则和人体器官移植技术管理规范。

经 2/3 以上委员同意，人体器官移植技术临床应用与伦理委员会方可出具同意摘取尸体器官的书面意见；经全体委员同意，方可出具摘取活体器官的书面意见。

（四）尊重生命原则

《条例》规定："医疗机构从事人体器官移植，应当有与从事人体器官移植相适应的执业医师和其他医务人员；有满足人体器官移植所需的设备、设施；有完善的人体器官移植质量监控等管理制度。"

尊重生命原则有两方面的要求：既要尊重供者的生命，又要尊重受者的生命。就尊重供者的生命而言：从事人体器官移植的医疗机构及其医务人员应当尊重死者的尊严；对摘取器官完毕的尸体，应当进行符合伦理原则的医学处理，除用于移植的器官以外，应当恢复尸体原貌。就尊重受者的生命而言：不仅要尊重受体生命的神圣性，还要求考虑受体术后的生存时限及生活质量；要严格掌握选择供受体和移植手术适应证的标准，不做弊大于利的手术。

（五）知情同意原则

案例 4

赖先生现年 54 岁。曾经是一名出租车司机。1989 年，他在一次体检中被发现携带了乙肝病毒。到 2002 年、2003 年的时候，检查显示他已经从乙肝病毒携带者转变为乙肝患者了。这时他主要吃了一些护肝的中药和西药。一直到 2006 年，疾病严重起来，他小便很难排解、牙龈出血、腹胀，不得已在当地的人民医院住院。后来在朋友的建议下，转院到 S 医院接受肝脏移植。回忆起当时的移植决定，他说：我们对肝移植了解不多。我当时想，做了肝移植后，所有的问题都没有了。我就是这么想，我不了解肝移植的详细情况。我家属、弟弟、女儿都说，要相信大夫，他们说要做，我们就同意做。说老实话，我以为做了肝移植，就什么问题都没有了。我还没了解到，做了肝移植后，还要吃药，每个月要打针。以为一切都好了，现在是终身吃药。

知情同意的目的是使患者能够在充分理解困境后做出理性的决定。在实施器官移植手术前，应对受者和供者进行充分的告知并取得同意。知情同意必须采取书面形式。

应确保受者及家属充分了解患者病情的严重程度、治疗方案、移植的必要性、移植程序、可能的危险、移植费用及移植后的注意事项等。应确保供者及家属充分了解死亡标准、摘取器官的用途、移植程序、对供者的健康影响、手术风险、可能发生的并发症及其预防措施等。

（六）公平、公正和公开原则

申请人体器官移植手术患者的排序，应当符合医疗需要，遵循公平、公正和公开的原则。在器官资源短缺、供求极不平衡的情况下，器官分配的公平、公正、公开尤为重要。

公平和公正指患者获得人体器官的机会平等，除了法定的标准和规则外，人体器官移植患者排序和器官分配不受其他因素影响。公开即器官分配工作接受社会、患者、医疗机构的共同监督。目前，我国的人体器官移植共享系统已经运行，良好的器官分配与共享体系初步构建，公平、公正基本得到保证。但由于保密原则的要求，器官分配共享工作的公开只能限定在一定范围。

应在现有体系的基础上，设立专门的管理和监督机构，对器官分配与共享进行监管，使这条原则真正得到落实。

（七）保密原则

从事人体器官移植的医务人员应当对人体器官捐献人、接受人和申请人体器官移植手术患者的个人资料保密。捐受双方信息属于患者隐私，虽然活体器官捐献因为发生在特定对象之间，无法做到供受双方保密,但尸体器官,捐献人除了指定捐献外,供受双方资料应该做到"互盲",更不能对社会和他人公开。

规定这条原则的目的在于:首先,为了减轻受体的精神压力,避免因心理负担影响康复。其次,为了防止变化带来的风险。某地就曾经发生过因为事先泄露了捐献者个人信息,捐献者后来因某些原因不能实施捐献,与之配型成功的患者家属使用不当手段"逼捐"的事例。第三,防止器官买卖的发生。如果供受双方资料不互盲,极有可能产生器官交易;或者在器官捐献后因双方经济差距发生给予或索取钱财的现象,演化成变相的器官买卖。因此,《条例》规定:"从事人体器官移植的医务人员泄露人体器官捐献人、接受人或者申请人体器官移植手术患者个人资料的,依照国家有关法律规定予以处罚。"

三、器官移植供体伦理

器官移植的供体来源一般包括活体供体、尸体供体和异种供体。

(一)活体捐献中的伦理问题

活体器官移植作为挽救患者生命的医学技术,在给患者带来新生的同时,也使供体经受不容忽视的损伤。所以,活体器官移植技术一开始就充满了道德争议,在中国也是如此。

目前,支持活体器官捐献的理由主要有以下几种。①从医学角度来看,活体器官质量要优于尸体器官,活体器官"冷缺血时间"短而极少出现移植功能延迟,术后患者的急性排斥反应发生率及失败率都较低,患者的存活率高。②亲属间的活体器官捐赠,由于组织配型适配率较高,组织相容性更好,可降低移植排斥反应,减少受者服用抗排斥反应药物量,降低药物对患者机体产生的毒副作用,有利于患者健康。③活体器官捐献是患者亲人的强烈心愿,对"亲人"的爱是活体器官移植的原动力,是活体器官移植赖以实施的情感基础。

当前,也不乏反对活体器官捐献的声音。①到底为亲人捐献器官在多大程度上是出于他们自己的愿望,而不是为了迎合家庭的利益被迫作出的牺牲,不得而知。②当风险收益比不是针对同一人群,如让某一人群纯粹冒风险,而另一人群获得利益,并以此论证让某一人群接受风险的合理性,是毫无道理的。③摘取活体人体器官是极不人道的。其一,目前器官移植尚未达到理想的安全程度,其所取得的效益与对供体造成的伤害相比,远未达到人们的期望。其二,违背了"不伤害原则"这一医学基本要求。④随着器官移植技术的进步,尤其是免疫抑制的发展,活体器官移植在组织配合好、术后排异少、冷缺血时间少等方面的优势正在消失。

综合分析对比以上两种观点,我们认为活体器官移植并非理想的选择,只是权宜之计;容许有严格限定的活体器官移植,活体器官移植应在严格的法律规制下谨慎进行。国务院 2007 年颁布的《人体器官移植条例》规定:活体器官的接受人限于活体器官捐献人的配偶、直系血亲或者三代以内旁系血亲,或者有证据证明与活体器官捐献人存在因帮扶等形成亲情关系的人员。这一规定的原意和出发点是为了避免器官买卖。我们知道,活体捐献毕竟对供者有伤害,只有在浓厚的亲情之上,供者才会做出自愿无条件捐献的决定。

为了更好地贯彻《人体器官移植条例》,2009 年发布了《卫生部关于规范活体器官移植的若干规定》,对活体器官移植做了更为详细和明确的规定。①活体器官移植应由供受双方共同提起医疗帮助的请求,而不是由医生提起医疗建议。②由医疗小组进行充分的医学评估,通过医学评估后再向医疗机构人体器官移植技术临床应用与伦理委员会提出摘取活体器官申请。③由伦理委员进行充分、细致的审查,在全体委员一致同意并签名确认后,伦理委员会出具同意摘取活体器官的书面意见。

(二)遗体器官捐献中的伦理问题

与活体器官捐献相比较,遗体器官捐献不存在对供体的生命与健康威胁,易于为人接受,从伦理角度来说,应该成为移植器官的主要来源。

1. 遗体及遗体器官的道德属性

首先,遗体及其器官不再是人格权的主体。人死后不再有生存、发展的需要,人的权利能力因死亡而终止,自然也就不可能享有包括人格权在内的民事权利。

其次,遗体是构成物权客体的物。遗体是人身之外的物质实体,具有客观物质性、可支配性和实用效益性。

最后,遗体之为物,与具有普遍性权利客体的一般物有所不同,是一种特殊的限制流通物。因为,在物质形态上遗体与本人生前人格权的载体(活人身体)之于社会关系有一脉相承性:遗体上折射了其与生前本人的"精神共同性",对遗体的损坏在一定程度上会对遗属造成精神损害。因此,除在特定的目的和场合(埋葬及祭祀、以治疗、科研、教学为目的的器官捐赠等)外,一般限制对遗体进行分割、使用及流通。

至于有权处分遗体的权利主体,与各国的文化传统、经济基础、立法政策分不开。我们认为,处分遗体的权利主体是本人和家属。

首先,肯定本人的处分权代表了对人权、个人意思自治等民法理念的尊重。绝大多数国家认为本人生前有权对身后遗体进行处分。可以认为,本人生前承诺捐赠的行为应是一种死因赠予行为,以本人死亡为生效要件,继承人、协力摘取器官的医方是执行人,对本人意思应予以最大尊重。

其次,在本人生前没有意思表示或因行为能力欠缺而不能做出意思表示或生前意思表示不明的情形下,承认家属依据继承顺位享有处分权。

2. 我国遗体器官捐献体系 为解决器官来源的瓶颈,卫生部与红十字会于2010年3月启动了公民逝世后自愿器官捐献工作试点,成立人体器官捐献工作委员会(China Organ Donation Committee, CODC)。2013年2月25日我国开始全面启动了中国公民逝世后的器官自愿捐献工作,2013年8月国家卫生和计划生育委员会出台《人体捐献器官获取与分配管理规定(试行)》,形成了中国器官捐献的部门法规。2015年1月1日起,我国全面停止死囚器官作为移植供体的来源。公民逝世后自愿器官捐献成为器官移植使用的主要渠道。

为积极推进人体器官捐献与移植工作,进一步规范人体器官获取,完善人体器官获取与分配体系,推动人体器官捐献与移植事业健康、可持续发展,国家卫生健康委对《人体捐献器官获取与分配管理规定(试行)》进行修订,形成了《人体捐献器官获取与分配管理规定》,自2019年3月1日起施行,原《规定(试行)》同时废止。

随着我国公民遗体器官捐献体系的不断完善,公民遗体器官捐献率呈不断上升趋势。2016年每百万人口捐献率达到2.98。截至2018年12月20日,实现捐献21 323例,捐献器官60 583个。

我国遗体器官捐献数量虽然有了大幅增加,但器官捐献率一直远远低于世界平均水平。来自中国人体器官捐献管理中心的数据显示,世界各国百万人口器官捐献率最高的国家是西班牙,为34.23;美国紧跟其后,为25.68。2015年我国的器官捐献率仅为2.0左右,是世界各国中器官捐献率最低的国家之一。因此,鼓励公民逝世后遗体器官捐献,仍然任重而道远。

3. 鼓励公民遗体器官捐献的观念变革与道德重建 首先,从儒家"仁爱"观念出发,捐献出遗体器官以挽救生者生命,这是供者仁德精神的体现,是实现自身价值和不朽的重要途径。器官捐献对即将死亡的人来说,是一件功德无量的事,既挽救了他人的生命,也提升了自身的境界,这是对助人为乐的最好实践。

其次,重新阐释"孝道"。其一,孝道的核心、基本内涵之一是"随顺父母心意,依顺父母安排",如果父母做出捐献遗体器官的决定,作为子女应该理解、支持,并怀抱崇敬之情。其二,"身体发肤,受之父母,不敢损害,孝之始也"实际上是教育人们要爱护自己的身体,防止身体无端受到伤害。当民众自愿、无偿把器官在去世后捐献出来时,这不是对生命的不尊重,不是对生命的伤害,反而是通过"延续性"来体现对生命的尊重,同时也是捐献者生命意义的进一步放大。

再次,变革"全尸而终"的观念。一种观念认为只有物身完整地被安葬在风水好的土地下面,灵魂才能安顿。这种观念是可以变更的。捐献遗体器官救治他人是功德无量的事情,是有助于灵魂安顿的。不可忽视的是,遗体器官捐献者生前对社会做出无私奉献,逝世后应该得到社会的肯定和群众的缅怀。这是对捐献者的肯定和褒奖,是对家属的极大安慰和鼓励,也是一种良好的社会示范活动。

(三)异种器官移植中的伦理问题

异种器官移植是指将器官从一个物种的机体内取出植入另一个物种的机体内的技术。当前,异种器官移植尚处于基础研究和动物实验阶段,异种器官移植仍然是一种设想。

在异种器官的来源上,种属关系和人类相近而非人类的灵长类动物(人类的近亲种属)可以最大程度上的减少排斥现象(它们不会在受体身上引起灾难性的超急性排斥反应)。然而鉴于灵长类动物数量稀少且易于遭到动物保护主义者的反对,猪就成为最佳的异种器官来源。原因在于:第一,猪是人类长期饲养的肉食动物,对猪器官的利用是可以接受的。第二,猪的生理指标、代谢系统以及基因的相似度都与人类相似,器官大小和功能与人类器官也高度相似,包括肾、心、肝、胰岛细胞、皮肤和角膜等是能移植到人身上的最佳异种器官和组织。

但是,猪器官移植到人体上面临两大难题:猪内源性逆转录病毒引起的安全性问题和排斥反应。20世纪 90 年代，研究者曾尝试用异种器官移植的方式解决器官移植问题，但试验却发现，猪的器官在人体内不仅存在免疫排斥问题，还可能存在"毒"性。内源性逆转录病毒是 2 500 万年猪种群基因组中永久性存在的病毒，此前的研究表明，把猪器官移植到人体内存在该病毒被激活并感染人类细胞的风险，成为阻碍猪为人提供器官的主要障碍。世界卫生组织和美国政府都明令，在未找到解决办法前，停止一切异种器官移植的临床试验。

2017 年 8 月，以美国 eGenesis 公司为首的研究团队在学术期刊 *Science* 上发表了最新研究成果：首批敲除猪内源性逆转录病毒基因的无"毒"克隆猪由云南农业大学魏红江教授与美国 eGenesis 公司杨璐菡博士、哈佛大学乔治•丘奇教授在云南农业大学成功获得。在这项研究中，杨璐菡等人结合使用 CRISPR 工具和小分子药物，成功修改了猪原代纤维细胞基因组中 25 个基因位点。然后，像培育世界第一只体细胞克隆动物"多莉"羊那样，研究人员通过细胞核移植操作，利用修改好的猪纤维细胞制造出猪胚胎，并植入母猪体内，最终在西南生物多样性实验室诞生出世界首批内源性逆转录病毒被灭活的猪。英国肯特大学教授达伦•格里芬评价说，这项工作是异种器官移植朝着成为现实迈出的"重大一步"。但他也提醒说，这方面还有包括伦理问题的许多变数需要解决。

四、器官移植受体伦理

人体器官移植技术面临的最现实矛盾是可供移植的器官奇缺，器官移植技术越是趋于完善，器官的供需矛盾就越突出。该矛盾会带来"如果获得了人体捐献器官，该如何分配"的伦理问题。

2018 年 7 月，国家卫生健康委员会印发了《中国人体器官分配与共享基本原则和核心政策》。该文件主要内容包括两个方面：一是中国人体器官分配与共享的基本原则；二是肝脏、肾脏、心脏、肺脏的分配与共享核心政策。

中国人体器官分配与共享的基本原则主要明确以下内容：人体器官分配与共享应当符合医疗需要，遵循公平、公正和公开的原则。中国人体器官分配与共享计算机系统负责执行人体器官分配与共享政策，人体器官必须通过中国人体器官分配与共享计算机系统进行分配与共享。保证器官分配与共享的公平性，减少因生理、病理和地理上的差异造成器官分布不均的情况。肝脏、肾脏按照移植医院等待名单、联合人体器官获取组织区域内的移植医院等待名单、省级等待名单、全国等待名单四个层级逐级进行分配与共享。心脏、肺脏按照移植医院等待名单、省级等待名单、相邻省份的省级等待名单、全国等待名单四个层级逐级进行分配与共享。全省组建统一人体器官获取组织的，起始分配层级为省级等待名单。

肝脏、肾脏、心脏、肺脏的分配与共享核心政策主要内容：①肝脏移植。肝脏移植等待者匹配名单排序的主要因素包括：医疗紧急度评分、地理因素、年龄因素、血型匹配、等待时间。其中，医疗紧急度评分包括超紧急状态评分、终末期肝病模型 / 小儿终末期肝病模型评分和终末期肝病模型 / 小儿终末期肝病模型特例评分。在同等条件下，器官捐献者家属及亲体间活体肝脏捐献者优先。②肾脏移植。肾脏移植等待者匹配名单排序的主要因素包括：等待者评分、地理因素和血型匹配。其中，等待者评分由等待时间得分、等待者致敏度、人类白细胞抗原配型匹配度、儿童等待者优先权组成。在同等条件下，器官捐献者家属及活体肾脏捐献者优先。③心脏移植。心脏移植等待者匹配名单排序的主要因素包括：医疗紧急度评分、地理因素、年龄因素、血型匹配、心脏移植等待时间、捐献者接受原则、心脏分配特例情况和心肺联合移植。在同等条件下，器官捐献者家属优先。④肺脏移植。肺脏移植等待者匹配名单排序的主要因素包括：等待者评分、地理因素、年龄因素、血型匹配、肺脏移植等待时间、捐献者接受原则和心肺联合移植。在同等条件下，器官捐献者家属优先。

（杨同卫）

第三节　人类辅助生殖技术伦理

随着社会发展和科学进步，新的医学技术不断涌现，有些医疗新技术尚处于探索阶段，其安全性和有效性还不完全了解，非常容易损害受试者的生命权和健康权，比如人类辅助生殖技术、胚胎和干细胞技术、基因和克隆技术、遗传性疾病筛查技术等。在这些崭新的诊疗技术应用到临床实践中时，会不可避免地带来一系列伦理方面的复杂社会问题，传统的道德观点和人文理念开始面临前所未有的挑战。伦理审查是特殊医疗新技术临床准入管理的重要内容。本节重点介绍人类辅助生殖技术伦理。

一、人类辅助生殖技术概况

辅助生殖技术（assisted reproductive technology，ART）是指采用医疗辅助手段使不育夫妇妊娠的技术，包括人工授精（artificial insemination，AI）和体外受精 - 胚胎移植（in vitro fertilization and embryo transfer，IVF-ET）及其衍生技术两大类。

目前，人工授精主要有两种形式：①夫精人工授精（artificial insemination husband，AIH）；②供精人工授精（artificial insemination donor，AID），也叫异源人工授精。

自 1978 年 7 月 25 日世界上第一个"试管婴儿"诞生以来，体外受精 - 胚胎移植技术已经走过了三代。第一代体外受精技术主要解决女性因输卵管堵塞、无卵或卵功能异常而产生的不孕问题；第二代体外受精技术即卵浆内单精子注射（intracytoplasmic sperm injection，ICSI），解决男性少精或弱精而产生的不孕难题；第三代体外受精技术即胚胎植入前的遗传学诊断（preimplantation genetic diagnosis，PGD），减少遗传病的发生解决优生优育问题。

人的自然生殖过程包括性交、输卵管内受精、植入子宫、子宫内妊娠、分娩等步骤。人工授精实际上替代了自然生殖过程中的性交过程；体外受精 - 胚胎移植代替了自然生殖过程中的性交过程、输卵管受精、植入子宫三个步骤。还有人认为无性生殖（克隆技术）也是人类辅助生殖技术的一种。2004 年我国成功培育出胚胎干细胞，克隆技术已经不是问题，但是目前还存在着无法逾越的伦理障碍。

> **案例 5**
>
> 1978 年 7 月 25 日世界上第一例试管婴儿路易斯·布朗（Louise Brown）在英国伦敦曼彻斯特市郊奥德姆总医院诞生。路易斯的妈妈由于异位妊娠输卵管损伤而导致不孕，剑桥大学生理学家爱德华兹（Edwards）和妇产科医生斯特普托（Steptoe）把路易斯妈妈的卵子和爸爸的精子在培养皿中进行体外受精，形成胚胎，然后再移植入路易斯妈妈的子宫里，就像正常怀孕一样，路易斯妈妈妊娠直至足月，剖宫产下一个女婴路易斯，5 磅 12 盎司，健康活泼。1982 年路易斯妈妈又通过试管婴儿生育第二个孩子。2004 年路易斯结婚，2006 年自然怀孕生产一个健康男孩。

1980 年澳大利亚诞生了第一例试管婴儿。1981 年美国第一例试管婴儿 Elizabeth Carr 诞生。1985 年 4 月 16 日我国台湾地区首个试管婴儿诞生，1986 年 12 月香港第一例试管婴儿出生。1988 年 3 月 10 日北京医科大学附属第三医院诞生了大陆第一例试管婴儿。现在，美国有生殖门诊超过 500 家，每年诞生 5 万个试管婴儿，全世界超过 100 万个。我国已经建立 200 多家辅助生殖中心，社会需求潜力巨大。

二、人类辅助生殖技术的伦理价值

（一）治疗不孕不育，改善夫妻关系，促进家庭和谐稳定

据世界卫生组织评估，每 7 对夫妇中约有 1 对夫妇存在生殖障碍。据 2012 年《中国不孕不育现状调研报告》显示，我国育龄人群中不孕不育率已经高达 12.5%，比 1984 年调查的 4.8% 增加 2 倍多，发病率呈上升趋势。尤其是北京、上海等经济相对发达的地区，不孕不育的发病率甚至已经达到 15% 以上。这意味着我国不孕不育人数超过 5 000 万，每 10 对育龄夫妇中，就有 1 对不孕不育患者。这种育龄人群出现高比例不孕不育的现象，正在悄然变成一个严峻的社会问题。我国受传宗接代观念影响，多数家庭盼子心切，使不育夫妇承受着极大的心理压力，甚至引发离异、婚外恋之类家庭乃至社会的问题。ART 的直接效应是使不育夫妇实现妊娠生子的愿望，由不育引发的相关问题自然会随之得到解决。临床统计资料显示，20% 的不育患者，只能借助 ART 才有可能生儿育女。

（二）实现优生优育，筛查和预防遗传性疾病

计划生育不仅要求少生，还要求优生，保证国家人口素质的提高。目前已发现人类遗传病约 4 000 种，人群中约 1/3 的人存在这样或那样的遗传缺陷。我国先天残疾人口高达几千万，每年还要新增有遗传缺陷的人口 20 多万，实行优生势在必行。而 ART 在临床中正好能遏止遗传病的传递，是实现优生的重要手段。有遗传缺陷的育龄夫妇，不论是否不育，都可采用 ART 的供精、供卵、供胚或植入前胚胎遗传学诊断等方

法,切断导致遗传病发生的有缺陷基因和异常染色体向后代传递,保证生育健康婴儿。

另外,ART还是人类生殖过程、遗传病机制、干细胞定向分化等研究课题的基础,ART的临床应用会为这些课题的深入研究积累经验,创造发展条件,推动医学及生命科学的不断发展进步。

（三）提供生育保险,有利于有效控制人口增长

有人认为ART违背计划生育少生的要求,因而持否定态度。2003年国家卫生和计划生育委员会发布的《人类辅助生殖技术和人类精子库伦理原则》中明确要求医务人员在实施ART技术时候,要坚持社会公益原则,"必须严格贯彻国家人口和计划生育法律法规,不得对不符合国家人口和计划生育法规和条例规定的夫妇实施人类辅助生殖技术"。其实只要坚持只对准生的夫妇才给予ART治疗,就不会引发超生的负面效应。相反,还有利于控制人口增长工作的顺利进行。因为ART能帮助做过绝育手术的夫妇恢复生育能力,具有生殖保险作用,这就使那些适合进行绝育手术但又担心日后失独无法再生孩子的夫妇,打消顾虑,愿意选择接受手术。ART的生殖保险作用自然也适用于参战士兵、从事高危职业、长期接触放射线或有毒物质的男性及需要进行睾丸、附睾手术或放疗、化疗的患者,利用生殖细胞冷冻技术,事先将精子或者受精胚胎冷冻存储,以备意外情况发生时,保证这些人群的生育需求。

三、人类辅助生殖技术带来的伦理问题

尽管1978年世界首例试管婴儿的诞生被誉为继心脏移植手术成功后20世纪医学界的又一伟大奇迹,激发了全球许多国家研究这一高新技术的热潮,解决了许多不孕夫妇的生育问题,但也同时带来了许多新的伦理问题。

（一）违背自然法则

历来人们认为,合乎自然规律的就是道德的,不符合自然规律的就是不道德的。

1. 婚姻和生育分离　　从进化论角度来说,人类存在可以生育的个体和不能生育的个体都是正常的,是自然选择和长期进化的必然结果,是一种自然选择和淘汰。通过自然性生活生儿育女,是人类爱情和婚姻的重要内容。现在ART技术的出现,打破了原来的自然选择规律,割裂了婚姻和生儿育女之间的必需联系。

自从1978年世界第一例试管婴儿路易斯·布朗诞生开始,反对人类辅助生殖技术的声浪一直不绝于耳,从维护人类尊严的角度考虑,人们普遍认为只有通过已婚夫妇自然性交过程生儿育女才是合乎伦理道德的,呼吁应该全面禁止IVF、胚胎冰冻贮存、植入前遗传诊断等。

支持者认为:辅助生殖技术的伦理问题应该重点考虑辅助生殖技术本身带给人类的是利益还是伤害。这是选择生育和随机生育的问题,选择生育可以使人类更加进步和优秀。

2. 植入前遗传学诊断　　1989年,英国人Handyside最先开始将PGD技术与试管婴儿技术结合,顺利获得健康婴儿。PGD通过对早期胚胎进行遗传学分析筛查,选择无特定遗传病的优良胚胎植入宫腔,从而有效预防遗传疾病患儿的出生。

目前可以通过PGD技术诊断的单基因遗传性疾病超过300种,例如X连锁遗传病（如Duchenne肌营养不良、血友病等）、常染色体遗传病（如唐氏综合征Down Syndrome）、线粒体病等。PGD同样可以预测多基因疾病的未来患病风险,比如糖尿病、冠心病、肿瘤等。

反对者认为:人类自然受孕时,植入母体子宫的胚胎是随机分配的,利用辅助生殖技术的父母就不应该拥有选择胚胎的权利,否则就是违背了自然选择的规律,势必会对人类进化造成不良影响,同时人为消除遗传疾病会违背自然选择的自然规律,可能使人类走向灭亡。而且由于人类胚胎中存在高比例的染色体嵌合型,单个卵裂球是否能够代表整个胚胎还存在争议。

支持者认为:PGD是一种超早期的产前诊断,可以明显降低婴儿罹患严重遗传性疾病的风险,尤其有利于降低遗传性疾病高危父母子代的患病风险,减少产前焦虑和恐惧,有效避免了将来胚胎植入子宫后发现胎儿异常而被迫终止妊娠（人工流产）,可以使夫妇双方、后代、家庭、社会等各个方面都受益。

PGD性别筛查也是争议的焦点。有些夫妇强烈希望自由选择平衡家庭中孩子的性别比例,但是在一些国家由于经济、宗教或者文化的因素,夫妇更加希望生育男孩,不愿意生育女孩。在我国也存在传统"重男轻女"的思想,加之计划生育的基本国策,有些家庭会不择手段地利用PGD等现代医疗技术手段寻求生育男性子代,不惜放弃健康的女性子代胚胎。如果PGD性别筛查技术被滥用,势必造成出生人口性别比例失衡。目前我国出生人口性别比失衡已经成为备受关注的社会问题,我国《母婴保护法》明确规定,"医护人员不得

实施非医学需要的性别选择",严禁采用任何技术手段对胎儿进行非医学需要的性别鉴定。

总体来说,尽管存在争议,PGD 是符合国家规定的人类辅助生殖技术基本伦理要求中的"保护后代的原则"。

3. 孩子特质的选择 辅助生殖中不孕不育夫妇希望有一个跟自己相似,最好是同样肤色和种族的后代,这种要求是合乎常理的。但是有些不孕不育夫妇对卵子和 / 或精子提供者的生活、学习、工作经历很在意,甚至关注肤色、相貌、性格等细节信息,希望按照他们的愿望选择供卵和 / 或供精者,控制未来孩子的性别、种族、外貌特征、性格甚至智商等。为了要一个健康的后代,有的夫妇花费高达 10 万美元。虽然法律规定买卖精子、卵子等都是非法的,但是巨大市场需求和利益驱使,还是有许多中介公司打着"生育咨询门诊"的名义,为了获取利润,有目的地动员一些女性捐献卵子或者男性捐献精子。为满足不孕不育夫妇的要求,甚至出现了名人精子库的做法。大部分人质疑这是不符合自然规律的,应该采取随机模式分配胚胎。

总体来说,世界范围内都倾向给予不孕不育夫妇一定范围的后代选择权,但是都在谨慎地调控,以防被滥用牟利。

(二)人类辅助生殖技术的安全性

人类辅助生殖技术给不孕不育夫妇带来了福音和利益,但是自该技术运用以来,人们担心的最大问题是通过辅助生殖技术诞生的婴儿是否可以与自然孕育的孩子一样健康,而且随着 IVF-ET 技术出现及发展,人们对此更加的关注。

2010 年 8 月瑞典 Bengt Kallen 等人在 *Pediatrics* 杂志发表一项研究结果显示由 IVF 孕育的儿童患癌症的风险中度增加。

2013 年 7 月 Sven Sandin 等人发表在 *JAMA* 上的一篇论文指出,ICSI 技术与儿童智力障碍和自闭症发生风险增加有关。

2016 年 6 月 Sheree L. Boulet 等人在 *JAMA Pediatrics* 杂志发表研究结果提示:ART 后怀孕的婴儿患某些先天性缺陷的患病率较高。

尽管做这些研究的人谨慎地表示,并不能完全确定试管婴儿的问题是技术所致,但是人类辅助生殖技术是否安全仍是人们担心的问题。

总体来讲,试管婴儿出生缺陷问题本质上是个绝对风险和相对风险的问题,一般建议不孕不育夫妇考虑实施人类辅助生殖技术之前要进行充分论证。2003 年国家卫生和计划生育委员会发布的《人类辅助生殖技术和人类精子库伦理原则》中明确提到"有利于患者的原则",要"综合考虑患者病理、生理、心理及社会因素,医务人员有义务告诉患者目前可供选择的治疗手段、利弊及其所承担的风险,在其充分知情的情况下,提出有医学指征的选择和最有利的治疗方案。"

(三)身份危机

异源人工授精引发了"谁是父亲"的疑问,体外授精引发了"谁是父母"的疑问。那么试管婴儿在社会上的真正身份应该如何界定呢?试管婴儿可能的母亲有遗传母亲、孕育母亲、养育母亲三种,可能的父亲有遗传父亲、养育父亲两种。所以,一个试管婴儿理论上可能有 5 个不同的父母:提供遗传物质的父亲和母亲、提供孕育环境的母亲、养育的父亲和母亲。试管婴儿这种复杂的身份关系对传统家庭伦理带来很大冲击,使多年来传统家庭人伦关系面临前所未有的崭新挑战。

人类辅助生殖技术给我们人类带来了一系列复杂的家庭关系问题,但是无论如何,保护后代权益永远是任何 ART 技术管理规范的基本出发点。我国《人类辅助生殖技术和人类精子库伦理原则》中有一个保护后代原则,详细地规定了医务人员的告知义务,即医务人员有义务告知试管婴儿技术的接受者通过人类辅助生殖技术出生的后代与自然受孕分娩的后代享有同样的法律权利和义务,包括后代的继承权、受教育权、赡养父母的义务、父母离异时对孩子监护权的裁定等,医务人员有义务告知接受人类辅助生殖技术治疗的夫妇,他们对通过该技术出生的孩子负有伦理、道德和法律上的权利和义务,即使孩子发育有缺陷也不得遗弃孩子,必须承担起一对正常父母亲照顾孩子所应当承担的责任。

(四)多胎妊娠

在过去数十年中,辅助生殖技术的应用导致多胎妊娠的发生率显著升高。主要原因与如下两方面可能相关:① ART 技术普遍采用的药物诱发排卵和多个胚胎移植增加了多胎妊娠的可能,如氯米芬,普格纳,尿促卵泡激素等,这些药物可以刺激卵泡一次释放多个卵子,妇女一次孕育多胞胎的可能性大大增加;② ART

成功率。我们知道辅助生殖技术的成功率也是与胚胎数量正相关的，也就是植入母体子宫的胚胎越多，妊娠成功率越高。为了追求成功率，妇产科医生和不孕父母都希望一次植入更多的胚胎，多胎妊娠的发生率随之增高。因此，多年来，追求 ART 成功率与降低出生缺陷率之间的矛盾十分突出。但是多胎妊娠带来了一系列问题。

1. 增加母婴患病风险

案例6

2009 年，美国加利福尼亚 32 岁妇女 Nadya 接受妇产科医生 Micheal 治疗，通过体外授精技术，使 6 个胚胎授精成功。Nadya 拒绝放弃，坚决要求全部移植入子宫。随后，6 个胚胎分两次植入子宫，结果全部成活，其中两个胚胎是双胞胎。2009 年 1 月 29 日八胞胎试管婴儿诞生。这个案例使 Micheal 医生备受谴责，Nadya 之前已经通过试管婴儿技术生育过孩子，而且其中两个有生理缺陷。

案例7

一对夫妇利用辅助生殖技术怀孕七胞胎，拒绝实施"人工减胎术"，结果 4 个胎儿死亡，剩下的 3 个新生儿都有脑瘫等严重缺陷。

多胎妊娠一直是 ART 医源性风险中最突出的问题。2019 年 3 月，*Fertility and Sterility* 发表了美国辅助生殖技术协会（Society for Assisted Reproductive Technology，SART）30 年的 IVF 大数据，分析和总结了美国 IVF 登记和报告系统产生的 199 项关键研究，文中明确指出 ART、多胎妊娠、不良结局的关系。

多胎妊娠一方面造成母亲多种妊娠并发症发病率明显增高，如妊娠剧吐、妊娠期高血压、糖尿病、流产、早产、产后出血等。另一方面也使新生儿发病率和死亡率明显增高，如胎儿宫内发育迟缓、低体重儿、中枢神经系统发育异常、成年后慢性病风险等。案例 6 中的 Nadya 是幸运的，八胞胎全部成活，而且健康，更多的事实是残酷的，类似案例 7 中的情况。

2. 增加家庭负担

案例8

10 年前，一个单亲妈妈利用人类辅助生殖技术分娩了六胞胎，其中三胞胎男孩，三胞胎女孩，一个新生儿出生时夭折。直到今天，她还在为抚养 5 个孩子奔波忙碌，拼命工作。

多胎妊娠会引起明显的社会家庭难题，同时抚养 3 个甚至更多的孩子需要付出太多的精力、人力、物力和财力，对于父母、家庭和社会来说，都是沉重的负担。

为了预防多胎妊娠不良后果的产生，妇产科医生通常建议只保留 1~2 个胚胎。目前国际上大多推荐使用选择性单胎移植，降低多胎妊娠的发生率。目前我国规定，在从事辅助生殖技术治疗不孕不育时，一定要充分告知患者辅助生殖技术的可能风险和降低这些风险所采取的必要措施，建议保留 1~2 个胚胎，三胎及三胎以上妊娠必须实施减胎术，患者在开始实施辅助生殖技术之前必须签署多胎妊娠减胎知情同意书。

（五）精子和卵子捐献的伦理问题

精子和卵子捐赠促进了人类辅助生殖技术的飞速发展，但是也带来了相应的伦理问题。

1. 遗传物质捐赠的商业化问题　围绕遗传物质捐赠的问题，我国学术界一直存在着激烈的伦理纷争，赞成者认为遗传物质商业化可以解决遗传物质供给不足的问题。我国精子库普遍存在捐赠者过少，由此引发授精过于单一的问题。但大多数学者认为商品化引发的伦理问题，大大抵消"商品化后遗传物质供给量增加"所带来的好处。目前我国在 2003 年公布的《人类辅助生殖技术和人类精子库伦理原则》中强调了人类辅助生殖技术的"严防商业化的原则"，明确规定，"供精、供卵只能是以捐赠助人为目的，禁止买卖，但是可以给予捐赠者必要的误工、交通和医疗补偿"。事实上，所有的精子和卵子捐赠者，都能得到不同程度的费用补偿，尤其是卵子捐赠者，由于卵子的市场需求巨大，补偿标准会更高。许多多年不孕不育夫妇愿意支付巨额费用购买健康卵子来实现拥有后代的梦想。在实际操作中，很难界定必要的费用补偿和买卖交易之间的区别。

2. 增加血亲通婚的危险　在辅助生殖技术的应用中，一个供精者的精液往往会被用于多名妇女，而捐精者与受者、参与操作的医务人员与捐精者之间是互盲的，这些通过 AID 出生的同父异母的兄妹之间互不知情，到了适婚年龄，有可能发生婚配，生儿育女，这增加了血亲通婚的风险，增大了后代患遗传病的机会。为了避免这种风险，我国法律明确规定，"同一供者的精子、卵子最多只能使 5 名妇女受孕"，要求"建立完善的供精者管理机制，严禁同一供精者多处供精。"

（六）代孕母亲的伦理问题

体外授精技术使请别人代替妊娠和分娩成为可能，这在很大程度上解决了女性不能妊娠生育的难题，比如由于疾病、外伤等原因切除子宫、先天性子宫发育不良等。通过 ART 技术加上代孕服务，完全可以真正拥有一个"与自己有血缘关系的孩子"。代孕服务俗称"借腹生子"，代孕过程可以有两种情况：一是卵子来自代孕母亲，精子来源于委托代孕夫妇的父亲。二是代孕母亲只提供子宫作为胚胎孕育的环境，精子和卵子来自委托代孕夫妇双方或者精子来自委托代孕夫妇父亲，卵子是别人捐赠的或者卵子精子都来源于捐赠。

案例 9

生化学家比尔·史德恩和儿科医生伊丽莎白·史德恩支付 1 万美金雇佣玛丽·怀特海德代孕，利用人工授精技术，把比尔的精子和玛丽的卵子合成受精卵植入玛丽子宫里。1986 年 3 月 27 日玛丽在新泽西州的 Monmouth 城市医疗中心分娩生下"Baby M"。玛丽声称她与"Baby M"感情深厚，难舍难分，拒绝把"Baby M"交给史德恩夫妇。1987 年，史德恩夫妇诉诸法院，地方法院法官支持代孕合同具有法律效力，判定玛丽必须把"Baby M"还给史德恩夫妇，史德恩夫妇支付玛丽 1 万美元酬金。同时为了维护孩子权益，不允许玛丽再与"Baby M"见面。玛丽不服判决结果上诉，1998 年新泽西州高级法院一致同意推翻地方法院的判决，认为代孕合同无效，玛丽是"Baby M"的合法母亲，拥有探视权。

案例 10

25 岁年轻女性，王××，两年前由于车祸急诊行子宫全切术。此人结婚三年，还没有生育孩子，十分想要一个属于自己的孩子。向医院提出想利用人工体外授精，请自己的表姐帮忙代孕。生殖门诊提交医院伦理委员会要求进行伦理审查。

案例 9 和 10 中的情况均属于第二种情况的代孕服务。

代孕服务存在很大的伦理争议，出于保护后代的伦理原则，我国法律明令禁止代孕服务。

（七）胚胎的道德地位

由于体外授精的成功率偏低，且在植入、着床、怀孕等环节上还可能出现失败，很多国家都将冷冻储存胚胎作为体外授精的常规程序；而且一个 IVF 周期可以孕育多个胚胎，为了避免多胞胎妊娠，一般医生只把 2～3 个胚胎植入子宫，其余胚胎进行冷冻保存。如果第一次植入子宫的胚胎没有存活，医生可以选择冻存胚胎进行第二次甚至第三次胚胎植入。冻存的胚胎也可以长期留存作为生育保险。目前世界上对冻存胚胎的保存期限没有共识，从 1 年到 10 年不等，但是保存时间到期之后，如何处理胚胎成为难题。①谁有权利决定如何处理这些胚胎？受试者夫妇还是医务人员？如果受试者夫妇决定放弃胚胎，医务人员销毁胚胎是不是侵犯胚胎的"人权"？②与其销毁胚胎，是否可以进行胚胎捐赠？把胚胎提供给其他无法生育的夫妇。③冷冻储存的胚胎是否可以进行胚胎科研工作？研究成果可以造福人类。④夫妇一方或者双方死亡后胚胎如何处理？目前，我国对此没有明确规定，医疗机构通常不敢轻易擅自处理这些冷冻的胚胎，只能无限期地留存。我国法律规定，"不育夫妇对实施人类辅助生殖技术过程中获得的配子、胚胎拥有其选择处理方式的权利""患者的配子和胚胎在未征得其知情同意的情况下，不得进行任何处理，更不得进行买卖"。

除此之外，人类辅助生殖技术还存在着一些伦理问题，如人类辅助生殖技术的运用是否应进行生育年龄限制，是否应该限制人群等。目前世界上普遍认为 55 岁以上妇女不宜实施辅助生殖技术。有些欧美国家已经立法同意单身女性和同性恋人士借助人类辅助生殖技术繁衍后代，但这样的做法受到许多保守主义者和持传统观念者的反对。我国 2003 年公布的《人类辅助生殖技术和人类精子库伦理原则》中规定："不得对单身妇女实行人类辅助生殖技术。"

四、人类辅助生殖技术伦理准则

2003 年，国家卫生部公布了《人类辅助生殖技术和人类精子库伦理原则》，提出了人类辅助生殖技术实施过程中应该遵循的七大伦理原则。

（一）有利于患者原则

医务人员要综合考虑患者病理、生理、心理及社会因素，有义务告知患者目前可供选择的治疗手段、利弊及其所承担的风险，在患者充分知情同意的情况下，选择具有医学指征的最有利的治疗方案。禁止任何形式以商业化为目的的促排卵治疗。不育夫妇对实施人类辅助生殖技术过程中获得的配子、胚胎拥有其选择处理方式的权利，患者的配子和胚胎在未征得其知情同意的情况下，不得进行任何处理，更不得进行买卖。

（二）知情同意原则

人类辅助生殖技术必须在夫妇双方自愿同意并签署书面知情同意书后方可实施。医务人员有义务让不育夫妇充分了解实施人类辅助生殖技术的必要性、实施程序、可能承受的风险以及为降低这些风险所采取的措施、本医疗机构真实稳定的成功率、每周期大致的总费用及进口、国产药物选择等与患者作出合理选择相关的实质性信息。接受人类辅助生殖技术的夫妇有权随时终止该技术的实施，并且不会影响对其今后的治疗。

（三）保护后代原则

医务人员有义务告知接受人类辅助生殖技术治疗的夫妇，他们对通过该技术出生的孩子需要承担道德和法律上的权利和义务，通过人类辅助生殖技术出生的后代与自然受孕分娩的后代享有同样的法律权利和义务，包括后代的继承权、受教育权、赡养父母的义务、父母离异时孩子监护权的裁定等。

医务人员不得对近亲间及任何不符合道德的精子和卵子实施人类辅助生殖技术。禁止实施任何形式的代孕技术、胚胎赠送助孕技术和人卵胞浆移植、人卵核移植技术和嵌合体胚胎技术。

同一供者的精子、卵子最多只能使 5 名妇女受孕。

（四）社会公益原则

医务人员必须严格贯彻国家人口和计划生育法律法规，不得对不符合国家人口和计划生育法规和条例规定的夫妇和单身妇女实施人类辅助生殖技术。

根据《母婴保健法》，医务人员不得实施非医学需要的性别选择。

医务人员要恪守道德准则，禁止实施生殖性克隆技术，禁止将异种配子和胚胎用于人类辅助生殖技术。

（五）保密互盲原则

供方与受方夫妇、后代和实施人类辅助生殖技术的医务人员四者之间都应该严格保持互盲原则。医疗机构和医务人员对使用人类辅助生殖技术的所有参与者（例如卵子捐赠和接收者）有实行匿名和保密的义务。匿名是藏匿供体的身份，保密是藏匿受者参与配子捐赠的事实以及对受者有关信息的保密。医务人员有义务告知捐赠者不可查询受者及其后代的一切信息，并签署书面知情同意书。

（六）严防商业化原则

医疗机构和医务人员要严格掌握适应证，不能受经济利益驱动而滥用人类辅助生殖技术。供精、供卵只能是以捐赠人为目的，禁止买卖，但是可以给予捐赠者必要的误工、交通和医疗补偿。

（七）伦理监督原则

实施人类辅助生殖技术的医疗机构应建立由医学伦理学、心理学、社会学、法学、生殖医学、护理专家和群众代表等组成的生殖医学伦理委员会，并接受其指导和监督。

（杨　薇）

第四节　生物诊疗技术伦理

一、生物诊疗技术发展

（一）生物技术及其战略位置

广义地说，所有的疾病都有一定的生物遗传物质基础。阐明复杂疾病的原因，关键在于了解引起疾病风险的生物（遗传）和环境因素之间的相互作用。不同时期，生物诊疗技术在不同水平为临床病因和治疗等提供重要依据。基因测序和生物样本库共同开创了一个"个性化医疗"的时代,以改善疾病的治疗。生物技术的发展伴随近代医学发展史,也一定程度上决定了医学的未来发展。

生物技术在国家未来发展规划也位列战略位置。《国家生物技术发展战略纲要》是国家科技创新政策起草编制的重要内容之一;发布并落实该纲要更是围绕 2019 年重点工作和要求重点抓好的五项工作之一。2019 年 4 月 2 日~3 日在湖南长沙召开的全国社会发展科技创新工作会议上,科技部副部长、党组成员徐南平与会讲话,强调要统筹社会发展科技布局,把生物技术作为基盘技术摆在国家科技发展全局的核心位置,形成以生物技术为核心的社会发展科技体系建设的战略布局。这意味着我国把生物技术放在了更加突出的位置,结合生物技术在临床诊疗中的广阔应用前景,其应用伦理指导具有重大需求和迫切性。

（二）生物诊疗技术及其发展

生物技术涉及领域广,分类交错复杂。根据检测认知的水平分为细胞生物学和分子生物学技术,其在医学诊疗中的应用,通常与其他领域的技术（如生理学、免疫学、物理学、计算机和大数据分析等）相融合,如细胞免疫学和分子免疫学,生物传感器;并随着相关技术的发展而发展,如生物芯片和二代测序技术被逐渐应用到临床分子遗传学检测中。

生物技术的临床应用,根据临床应用目的主要分为生物检测诊断技术和生物（辅助）治疗技术,统称为生物诊疗技术。

生物检测诊断技术是细胞和分子生物学技术及其产品在临床诊断或辅助诊断检测中的应用。分子生物学诊断技术是现代分子生物学与分子遗传学巨大进步的结晶,是在人们对基因的结构、表达和调控等生命本质问题的认识日益加深的基础上产生的。由早期建立的限制性内切酶酶谱分析、核酸分子杂交、限制性片段长度多态性连锁分析等方法,到 1985 年由美国 Cetus 公司人类遗传学研究室 Mullis 等创立并随后迅速发展起来的 DNA 体外扩增技术聚合酶链反应,以及 90 年代发展起来的 DNA 芯片技术,分子生物学诊断技术的方法学研究应用取得了很大进展,这些技术不仅广泛用于生物医学研究,也广泛应用于临床疾病筛查、辅助诊断以及辅助鉴别诊断等。

近年来,二代测序技术的快速发展,更将分子生物学诊断技术提高到一个崭新的阶段,使基因检测从单一检测发展为多基因,甚至全基因组的检测,并且随着其检测成本的降低,已逐渐进入临床应用阶段。

2007 年直接面对消费者的基因检测（direct-to-consumer genetic tests,DTC gt）第一次商业化,此后其应用迅速增加,并被欧洲科学院科学咨询委员会定义为在没有医疗保健专业人员的监督下直接向公众销售和市场化的基因检测,包括在柜台进行的基因检测。随着全球合作共享项目人类基因组计划共享研究数据的迅速发展,DTC gt 数据的共享也日益发展,23 and Me,Family Tree DNA 以及 Ancestry.com 等公司提供的 DTC gt 已经成为遗传数据的另一个主要来源。

生物治疗是应用适当生物技术,通过作用于细胞、分子水平而缓解、减轻疾病或治愈疾病的医学专业手段和措施。随着免疫细胞技术和抗体技术,干细胞技术,基因沉默、基因转移和基因编辑等技术的研究进展,靶向细胞和抗体生物治疗、干细胞治疗和基因治疗已进入临床研究或临床应用阶段,给恶性肿瘤和单基因遗传病等缺乏有效治疗方法的疾病提供了新的治疗思路、方案或潜在治疗方法或药物。

目前基因治疗和细胞或免疫治疗融合发展趋势明显,如针对恶性肿瘤细胞,基因组编辑被用来对患者的免疫细胞进行编程。自 1989 年,美国国立卫生研究院（National Instituts of Health,NIH）首次授权基因转移研究以来,全球备案的基因治疗临床试验逐渐增多。2004 年初在 24 个国家进行了 918 次试验;2017 年 11 月,在 38 个国家已进行了 2 597 项试验。与基因检测相比具有更明显的伦理挑战和问题,伦理审查更加严格。因此,试验总数稳步增加,进入后期阶段的试验比例增加,但进入临床应用的比例仍然不多。基因治疗临床试验绝大多数（76.1%）涉及恶性肿瘤（65.0%）和遗传性单基因疾病（11.1%）,后者在基因治疗中取得了迄今为止最大的成功,如原发性免疫缺陷性疾病、Leber 先天性黑蒙、11-13 血友病 B14 和 X- 连锁肾上腺脑白质营养不良。心血管疾病的试验、传染病等疾病相关的基因治疗临床试验也相应增加。

近年来,企业界和创业公司对基因治疗的兴趣空前浓厚,且有基因治疗产品获得批准,如 2012 年获得欧洲药品管理局批准的 Glybera（产自荷兰生物技术公司 uniQure）,2016 年获得重症联合免疫缺陷（ADA-SCID）许可的 Strimvelis（产自英国葛兰素史克公司）等。2017 年 8 月,诺华公司开发的第一种 CAR T 细胞治疗产品 Kymriah（以前称为 tisagencleucel T 和 CTL019）被美国食品药品管理局（FDA）批准。同年 10 月和 12 月由 FDA 批准 Kite Pharma 和 Luxturna 均由 Spark Therapcutics 销售。

二、生物诊疗技术伦理问题概述

（一）生物技术与伦理在冲突中发展

社会和个体从许多方面受益于技术。许多技术发展保护人们免受疾病和自然灾害的侵袭，使人类"摆脱了自然的暴政"。生物诊疗的核心是利用生物知识和技术了解疾病、治疗或协助治疗。随着生命科学和分子生物学技术的发展，生物技术被认为是改善21世纪人们生活质量、实现疾病精准治疗和个性化诊疗的重要力量。但利用生物技术为人类造福，与人类的伦理、道德、法律之间，不可避免地发生着冲突。他们之间的关系被描绘成在冲突中发展。

医学伦理学的实质是平衡个体和社会整体的权益，但是最终目的是保护个体的权益。风险与收益评估是伦理审核原则的核心。涉及人体的临床研究和临床诊疗中生物技术的选择和使用，保障患者或受试者安全原则-对患者或受试者的安全、健康和权益的考虑必须高于对科学和社会利益的考虑，力求患者或受试者最大程度的受益和尽可能地避免伤害。

生物诊疗技术和伦理密切相关，其研究需遵循所有医学伦理学的原则，其临床应用遵循临床医学伦理学的原则。潜在风险、受益评估及其平衡是生物新技术研究及其临床应用需要伦理审核的重要问题之一。作为一个新兴领域，与其他领域技术相比，生物技术带给人类前所未有的挑战和问题，也引起更多的伦理争议和讨论。对于生物治疗，基因和细胞治疗还有很多疑问没有解决，如生物治疗、靶向治疗可能副作用更小。

随着生物治疗临床与转化研究和临床实践表明，在动物身上证实有效的，并不意味着可以在人类身上证明这一点。此外，一些药物如NXY-059，已在临床试验Ⅲ期中取得了成功，与安慰剂相比减少了患者的残疾，但在第二个大规模试验中没有显示出任何临床效益。同时，生物治疗引起的相应副作用也逐渐表现出来，严重者甚至致命。如安全性已经在非人灵长类动物身上得到验证的TGN1412，在临床试验中导致受试者出现血清学和致命的不良反应；一些生物诊疗新技术缺乏之前期的治理经验，我国还在应用的过程中不断探索和完善。我国国家上级管理行政部门也曾因免疫细胞治疗的不良事件采取相应的紧急措施，如针对"魏则西事件"。2016年5月，国家卫生和计划生育委员会医政医管局就医疗机构科室管理和医疗技术临床应用紧急规范，并叫停了免疫细胞治疗。但是生物技术成果的临床诊疗应用是全球趋势，重要的是对其规范管理。2019年，国家卫生健康委员会医政医管局先后组织起草了《生物医药新技术临床应用管理条例》（试用）征求意见稿和《体细胞治疗临床研究和转化应用管理办法》（试行）（征求意见稿）。要求生物医药新技术的临床应用和体细胞治疗研究和转化应用需要通过伦理委员会的伦理审查才能开展或进行；并加强对一些高风险的生物医药新技术的临床研究开展的管控，如涉及基因编辑的临床研究需要经过国家卫生健康委员会的批准。此外，2019年7月1日起，《中华人民共和国人类遗传资源管理条例》施行。生物诊疗技术研发过程应用生物样本或样本库，以及研发过程和产生的数据等，如涉及人类遗传资源，则必须遵守该条例的规定进行备案或申报审批。

（二）生物技术临床应用伦理的特殊性

与其他领域的技术不同的是，生物技术不仅影响了人类及其生活，而且具有改变人类本性（human nature）的潜力。不仅生物技术的错误可能会产生问题，生物技术的成功也可能产生问题。另外，人类在过去发展的技术更多的是无生命的产品，生物技术有能力生产真正具有生命力的产品，这也增加了人类对长期后果丧失控制能力的可能性。此外，生物技术特别是其中的基因检测或基因治疗，与医学遗传学、人类自身具有潜在密切联系，与人的家庭、社会生活关系密切，特别是涉及影响或干预人类自身或其遗传物质的潜在可能，因此生物技术由诞生之日起就伴随法律和伦理的争论。

生物新技术的临床应用从伦理的角度考虑涉及两个层面，针对群体的伦理考虑和针对个体的伦理问题。

针对群体的伦理问题，生物技术及其诊疗应用主要包括两大方面，一方面是生物技术对人类整体的潜在影响和隐患。另一方面是生物诊疗技术应用时不同群体获益的机会公平和平等问题，如因费用问题生物诊疗新技术使一些患者无法从中获益。伦理的作用包括对特定技术和应用是否禁止开展的伦理讨论——如克隆人、或人胚胎细胞的基因干预性治疗等；重点在于引导生物技术应用发展符合人类福祉的目的和目标，避免生物技术给人类带来灾难，促进公平受益。

针对个体的伦理问题，则是在生物新技术临床（前）研究和临床应用过程中对个体（受试者和患者）的伦理考虑。伦理作用是审视和引导生物技术达到或完成更广泛的目标；引导生物技术符合伦理的前提下改善人体和治愈疾病，重点在于风险和收益的评估、知情同意、自主和自愿原则，保护受试者等。

因缺乏相应的成熟的评估方法和手段，生物诊疗技术的伦理问题焦点在于其对个体或人类整体的危害，特别是远期危害还难以评估，有些技术挑战的不仅是传统伦理道德，还包括人类本性和未来。

三、生物诊疗新技术的突出伦理问题

（一）基因测序和基因检测

在生物诊断技术中，具有突出伦理问题的是基因检测，特别是基因组时代下的基因检测。随着分子生物学技术的发展和转化，医学遗传学逐渐由传统的遗传学发展为细胞和分子遗传学。细胞和分子遗传学技术的发展，从单基因、单分子的检测到高通量检测技术快速融入医学实践，分子检测的能力不断加强。全外显子测序（whole exome sequencing, WES）和全基因组测序技术（whole genome sequencing, WGS）（以下统称为基因组测序）使一次检测不再只是生成特定基因位点的序列信息，而是所有的转录序列（外显子）或全基因组序列信息，可以同时进行系列信息的读取和分析，对导致疾病的所有位点的基因突变平行研究，极大地提高了研究和研发效率。细胞和分子遗传学促进了人类遗传学研究和个性化医疗；同时，新的 DNA 测序技术，特别是高通量测序技术检测成本在逐渐降低，全外显子测序和全基因组测序的潜在应用日益增多。

基因组时代分子遗传学具有优势，但是检测技术自身及其应用发展、社会相关领域的发展，如互联网的广泛应用，以及基因检测市场的快速发展，都促生一些新的法律和伦理问题，突出表现为以下几个问题。

1. 基因组测序和偶然发现及其反馈　基因检测技术自身发展引起的首要新的法律和伦理问题是不确定意义突变（variants of uncertain significance, VUSs）和偶然发现（incidental findings, IFs）的披露两个相互关联的伦理和法律问题。偶然发现，也称继发性发现（secondary findings, SF），是指在医学研究和临床诊疗安排的遗传检测中发现了与疾病本身或检测目的基因（target gene, TG）之外的遗传信息。对于这些意外发现的披露之所以存在争议，原因在于 WES 和 WGS 等检测突变的不确定性。高通量检测技术及其分析虽然大大提高了疾病相关遗传异常信息的发现，降低了检测成本，有望促进基于人的遗传信息的临床诊疗服务。但我们知道，以 WES 和 WGS 为例，其检测技术虽然成熟，检测结果与人体实际存在结果仍有一定差异，全基因组测序技术不是万能的；而且强调 WES 或 WGS 使基因检测的成本降低是片面的，基因组分析的成本不仅仅是序列生成的成本，还包括数据分析的成本以及通过复制或使用独立的实验室方法验证结果的成本。

在能检测到的海量的基因序列信息中，目前我们能够解释和解读的遗传信息量极少，对这部分遗传信息的解释仍具有一定的不确定性。这些相关信息被分为两种，已知致病基因和预期致病基因。"基因序列变异是以前报道过的，也是引起这种疾病的一个公认原因"，这种情况被称为"已知致病基因"（known pathogenic, Kp）；"基因序列变异以前没有报道过，而是预期可能会引起这种疾病"，称为"预期致病基因"（expected pathogeni, Ep）。医学发展有限，基因检测即使能够明确病因，但临床上可能仍没有有效的干预或治疗方法。这种情况下，给接受检测者反馈或披露信息，特别是对成人或老年时才发病的疾病信息，除了引起焦虑和绝望感，可能没有任何意义，这显然违反医学伦理学的受益原则。Kp 的检测目前也有引起过度医疗问题的嫌疑，如乳腺癌筛查基因 BRCA1 & BRCA2 有家族性遗传倾向，基因检测对肿瘤风险预测的兴起，使为预防乳腺癌而行预防性乳腺切除手术的情况很多。事实上，乳腺癌的发生和发展是需要时间的，过早地切除乳腺对患者的生活包括婚姻都有不利影响，且浪费了卫生资源。

研究、临床诊疗和 DTC gt 商业检测领域，检测前后的咨询实践中都会面对不确定性突变和偶然信息披露有关类似问题——是否反馈或披露，以及反馈或披露的时间、内容、对象（如是否反馈其家属）等。这些问题在不同应用中略有不同，在临床诊疗中问题最复杂，在 DTC gt 中隐患更明显。医学研究中，研究目的基因本身通常具有不确定性，涉及遗传信息的反馈问题的相关伦理审核和知情同意相对规范，通常做法是在知情同意书中明确不返回研究结果，除非是已经明确并有利于优化受试者的临床诊疗方案的信息。遗传信息反馈问题在临床诊疗中相对复杂，需要区别对待。有些基因，作为临床检测的目的基因明确应用于临床诊疗，如一些单基因遗传疾病，已经成为临床诊疗常规或诊疗指南的一部分，这部分基因检测的结果或信息反馈，依照临床诊疗工作的相关法律法规履行告知等法定义务；检测结果及其解释适用相关法律法规和诊疗常规，如果对患者造成损害，需承担医疗损害侵权责任。偶然发现，与检测目的基因不同，临床上没有反馈或披露的法定义务。2013 年，美国医学遗传学和基因组学学院制定了相应的指南并定期更新，提出了基因组测序偶然发现咨询披露信息的最小清单。建议对于确实有助于患者临床诊疗方案的制定，且有改善

患者或其家人疾病预防或治疗干预手段的偶然发现，可以在知情同意的情况下向患者反馈，和 / 或向家属披露。对一些特别的问题，如涉及未成年人的检测和信息返回，美国人类遗传学协会（American College of Medical Genetics and Genomics，ASHG）也提出建议。对于偶然发现，总体原则是遵循隐私保护、知情同意和患者利益等伦理原则等。

对于偶然发现及其反馈和披露，需要强调的是重视基因遗传信息的不知情权和自主权。法律、法规和管理、伦理审核等实践，之前我们都更多地关注接受检测者的知情同意权，忽视了接受检测者及其家属对于包括偶然发现在内的疾病相关遗传信息的不知情权。在医学研究和临床诊疗过程中，知情同意权、拒绝权和随时退出权利，以及不知情权加在一起，本质是尊重自主权，即根据自己的真实意愿决定是否接受检测和选择有关基因检测和咨询的权利。尊重接受检测者的自主权，核心是知情同意权的履行无瑕疵。

2. 互联网与信息和数据安全　社会其他技术发展中，互联网对分子遗传学发展的影响巨大且具有双重性。基因组测序的序列信息是转化医学和精准医学的数据基础，对于个体来说，全基因组信息数据与健康体检档案和临床诊疗记录的共享和整合是促进个性化预防和治疗的基础；对于医学研究来说，基因型和表型数据大规模的共享和整合，能够促进精准医学研究，探索疾病分子遗传机制和医药研发，研究领域的科学家迫切需要基因组测序信息的共享。互联网促进数据传送、共享和整合，促进了人类健康和医药研发。但互联网的互联互通也增加了个人遗传信息泄露和数据安全的隐患。

基因组测序使隐私的信息涉及人体的全部遗传信息，利用目前可用的分析技术，结合检测特定的基因型和染色体核型，可以逆向识别个体。个人遗传信息一旦泄露，与个体的生活和工作等息息相关，可能引起工作、保险等过程中的基因歧视。因此基因组测序数据的共享，需要处理好医学研究数据共享需求和保障被检测者隐私和个体、群体数据安全双重安全保障。美国在 2008 年制定了遗传信息不歧视法案（Genetic Information Nondiscrimination Act，GINA）。GINA 被誉为"二十一世纪的第一份民权法案"，试图通过禁止雇主和保险公司从一开始就获得遗传信息来预防性防止歧视。GINA 明确的立法目标："充分保护公众不受歧视，减轻他们对歧视可能性的担忧，从而使个人能够利用基因测试、技术、研究和新疗法。"全基因组测序检测不仅涉及个体损害潜在隐患，互联网的全球互通网络存在群体遗传资源的泄露隐患，大规模的群体测序遗传信息数据泄露，涉及国家安全。2017 年 12 月 28 日，我国启动了十万人基因组计划，是我国在人类基因组研究领域实施的首个重大国家计划，也是目前世界最大规模的人类基因组计划。研究实施中保障原始数据安全，处理好数据共享与遗传资源管理之间的统一和矛盾关系是大规模研究面临的挑战。

3. DTC gt 商业检测和知情同意　基因组测序技术的应用领域中，争议和隐患最大的是 DTC gt 商业检测，其面临的问题涉及个人隐私、数据安全、信息披露等，集中反映在知情同意。法律和伦理均要求接受检测者在检测前的知情同意过程中被充分告知，特别是不利和风险。对于基因组测序，告知内容不仅包括基因组测序检测和咨询的目的、功能，更应该充分告知上述技术和遗传信息解释方面涉及的限制和缺陷。

DTC gt 更多是追求市场推广和经济利益，网络宣传和检测前咨询中，公众作为潜在的接受检测者，更多获知的是进行基因检测的好处，但很多公司把基因检测和基因组测序的好处夸大。DTC gt 商业广告可以引起消费者对基因测试的兴趣，但 DTC gt 公司向消费者提供的健康相关信息和遗传系谱测试信息的科学性和有效性引起争议。2010 年，FDA 宣布对 DTC gt 进行管制，2015 年 2 月，美国 FDA 只允许公司有限的 DTC gt 市场化。澳大利亚虽然还没有对 DTC gt 进行管制，但澳大利亚国家卫生和医学研究委员会已经警告消费者对 DTC gt 应保持谨慎（澳大利亚国家卫生和医学研究委员会，2012 年）。目前，我国对医疗机构中（包括孕前 & 产前检查）的临床诊疗用基因检测管理严格规范，尚未允许 WES 和 WGS 应用在临床诊疗工作，但是 DTC gt 市场发展迅速，且对 DTC gt 的监管相对不足。

需要指出的是，我国现有法规或规章制度更多地规范基因检测、诊断的技术、实验室认证方面的规定和指南，如 2010 年国家卫生和计划生育委员会修订并印发了《医疗机构临床基因扩增管理办法》（简称"基因扩增管理办法"）；制定了《药物代谢酶和药物作用靶点基因检测技术指南（试行）》和《肿瘤个体化治疗检测技术指南（试行）》等。2018 年 7 月，《中华医学杂志》发表了《分子遗传学基因检测送检和咨询规范与伦理指导原则》2018 中国专家共识，对商业检测基因检测行业准入、送检申请、结果解释和解读人员的资格要求等提出了参考要求；提出送检、结果解释和解读及其后续医疗支持、诊疗方案的制定等主体只能是具有执业医师资格的相关专业的临床医生，并对基因检测前的准备和知情同意等内容进行了规范。

（二）生物样本库收集和分配

谈及基因测序和基因检测的伦理问题，绕不开生物样本库问题。生物库通常是机构基于临床工作建立的，为许多研究领域提供了重要的材料，例如生物标志物的开发，用于特定疾病的早期诊断，包括癌症和遗传疾病，以及应用个性化药物治疗。生物库被认为是一个存储用于诊断或研究目的的生物物种的生物库，也是一个收集、存储、处理和使用来自人类的生物材料、遗传数据和相关流行病学数据的机构。生物库在临床和转化研究中发挥着越来越重要的作用。中国具有临床资源和生物样本资源丰富优势，非常重视生物库的发展。近年来，随着政府越来越多的支持，生物库在全国各地蓬勃发展。

生物诊疗技术不能回避的一个伦理问题涉及生物库。遗传因素在复杂疾病中的适度作用增加了对高质量人类生物材料进行大规模研究的需要，并结合详细的临床数据，以充分分析疾病机制和诊疗靶点。为此，全球公共组织和企业、机构争先开发生物库或生物储藏库，为研究人员提供了研究人类生物样本以及产生数据整合共享的机会。据估计，在美国储存的组织样本超过 2.7 亿份，以每年约 2 000 万份的速度增长。

于 1948 年建立的弗雷明翰心脏研究（FHS）可能是最早的生物样本库，由美国国家卫生研究院国家心脏、肺和血液研究所（NIH-NHLBI）资助，收集血液样本和数据。FHS 揭示了主要心血管疾病危险因素（如高血压、高胆固醇、吸烟和肥胖）的显著识别，以及有关因素（如甘油三酯和高密度脂蛋白胆固醇水平、年龄等）的大量信息。到 20 世纪 90 年代末，科学家们认识到一些疾病起源于一个单一的缺陷基因，但大多数遗传疾病是由多个基因上的多个遗传因素引起的。为了了解人类的全基因组信息，人类基因组计划（HGP）始于 1990 年，人类基因组于 2003 年全面发布。

由于对合格生物样本的研究需求不断增加，1980 年至 1999 年间，全球生物库数量显著增加。许多国家建立了大规模的生物库，根据大型生物库的数量，前 6 名国家是英国（$n=15$）、美国（$n=14$）、瑞典（$n=12$）、法国（$n=9$）、荷兰（$n=8$）和意大利（$n=8$）。世界上 70% 的生物库都位于欧洲，特别是 2000 年成立的 43 家生物库，其中 30% 的生物库招募人数达到 10 万至 100 万。采集样本包括血液或其他生物液体、生物材料；其中收集安全组织的生物库数量为 16 个。我国在倡导启动转化医学和精准医学研究后，一些大学、机构也建立了标准化的生物样本库。总部位于英国伦敦的商业信息提供商 visiongain 给出的一份新报告预测，世界人类医学生物银行市场将在 2017 年产生 244 亿美元，并强劲扩张至 2023 年。

临床医学需要了解生物样本库的伦理问题。按照分类包括原始储存的血清、血浆和尿、病理组织等（即立即冻结和没有存储在一个测试实验室），疾病诊疗剩余的血清、血浆和尿、病理组织等（即在实验室完成检测，剩余的储存）或 DNA。无论是是原始储存还是剩余样本，都离不开临床医生的配合和参与。

生物样本涉及的伦理问题主要是知情同意及其履行。知情同意是让患者或受试者签署书面同意书，是患者或受试者与医生之间的沟通过程，是保障患者和受试者知情权、自主选择或决定权的前提。在医疗诊断和治疗中，包括侵入性手术，医生或研究人员必须向患者提供足够的信息，目前这也是我国《侵权责任法》的法定要求。由于难以获得基于生物样本的特定研究的知情同意，广泛同意是目前更普遍的形式，即个体同意将其生物样本和个人信息收集并存储在生物库中，并为将来进行未指明的研究。生物样本库还涉及一些其他伦理问题，如隐私、保密和数据保护、控制数据访问、生物物种的可获取性、利益共享、商业化、知识产权和遗传歧视，特别是在应用生物样本进行基因检测和基因测序时。

2000 年，随着人类基因组计划的实施，生物学研究进入了所谓的基因组时代。通过识别基因及其特定功能，了解遗传学在疾病发生和预后中的作用，对疾病进行了研究，被认为有望实现"个性化医学"。人类标本和研究数据的可获取性对于诸如基因组学、蛋白质组学、代谢组学、分子成像和纳米技术等领域非常重要，这一需要推动了大规模生物库的发展。为了解决未来的医学、环境和公共健康问题，目前研究机构和研究者都提出生物样本库和数据符合伦理的负责任的共享，并已成为全球趋势。这基于两方面的原因，一方面，研究人员需要生物样本进行相关研究；另一方面，70% 的生物库管理者担心样本使用不足。由于生物信息学和生物技术的进步，大规模存储生物物种和数据要求生物库协调流程和法规。重要是保障患者、受试者的隐私。收集生物样本和数据的机构和研究者或医务人员承担获得捐赠者知情同意的责任，并由机构、组织的机构审查委员会（IRB）监督，必要时成立专门的生物库和数据使用委员会。

（三）干细胞治疗

干细胞能够分化为多种类型的细胞，在制药基因组学和再生医学应用方面具有巨大潜力。已完成和正在进行的临床研究结果表明，干细胞疗法在治疗退行性、自身免疫性和遗传性疾病方面具有巨大的治疗潜力。人胚胎干细胞有能力分化为三种胚层（内胚层、中胚层和外胚层）的细胞类型。人胚胎干细胞被认为在理解早期人类胚胎学和制定治疗人类疾病的细胞替代策略方面具有巨大的前景。然而，干细胞的临床应用引起了许多伦理和安全问题，特别是人类胚胎干细胞（human embryonic stem cell, hESC）研究更具伦理挑战。

涉及人类胚胎破坏的伦理困境，最根本的问题是以摧毁人类早期胚胎为代价，寻求治疗疾病的新疗法在道义上是否可以接受？对于这个问题，不同的人观点不同，不同国家的立法也不尽相同，但是均以禁止为基础，只是限制范围不同。如包括英国在内的许多国家，允许 hESE 用于研究，但出于生殖或治疗目的进行的核移植是违法的；一些国家保持着更为极端的立场，禁止所有基于 hESC 的研究；美国禁止生产任何需要破坏胚胎的人胚胎干细胞系，而用于研究使用的人胚胎干细胞系仅限于 2001 年 8 月 9 日之前生产的胚胎干细胞系。目前少部分人认为该限制减缓了人类胚胎干细胞技术的进步，阻碍细胞基础临床治疗的发展。

要强调的是，除了上面所述的突出伦理问题，基于人胚胎干细胞治疗的安全问题也是其临床潜在应用的主要问题，这是反对应用 hESC 的另一重要基础。人胚胎干细胞的多能性是一把双刃剑，同样的可塑性使得人胚胎干细胞能够产生数百种不同的细胞类型，这使得他们在体内移植后难以控制。如动物研究表明，畸胎瘤的出现率为 33%～100%，其发生与植入部位、细胞成熟度、纯度和植入技术密切相关，可能发展为包含所有三个胚层的畸胎瘤。目前，被认为确保人胚胎干细胞移植后不发生畸胎瘤的唯一方法是在注射前将其分化为理想的成熟细胞类型，并筛选出未分化的细胞。但即使严格遵循这些程序，后续的研究仍发现人胚胎干细胞存在不必要和不受控制的分化。此外，间充质干细胞在自身免疫性疾病和慢性炎症性疾病治疗中的临床应用已显示出有益的效果，但多能干细胞具有类似肿瘤生长特点，也给临床应用带来安全问题。因此，干细胞治疗无限分化潜能的优势也是其伦理争论的焦点。

（四）基因干预和基因治疗

1. 基因干预 & 基因治疗对人类的长期影响未知　基因转移研究曾与核裂变一起被归为破坏性技术，这种技术极大地改变了人类改变自然环境的能力，包括人类自己。其他领域技术对人类及其生活的影响通常是阶段性的，生物技术对人类产生的影响可能更广泛、更持久，对于基于基因转移技术的基因治疗更是如此，而且目前对其可能造成的影响很难预测，尚缺乏可靠的方法和标准。基因转移技术与载体的发展提高基因转移的效率。我们目前看似具有操纵人类基因组的能力，但是该能力所造成的长期后果可能不可控制。基因间存在相互作用，细胞或人体本身都是一个整体，其内不同的成分或系统之间相互调控或协同，这意味着操纵一个基因可能会对其他基因或其表达的蛋白质产生意想不到的影响，因此临床基因转移试验受 FDA 的一级监管，在人类受试者被登记之前还需受地方一级 IRB 和机构生物安全委员会（IBC）的监督。此外，20 世纪 70 年代初 NIH 成立了重组 DNA 咨询委员会，按照 NIH 指南对提交的人类基因转移方案进行咨询性审查。

2. 风险未知和不可控　随着安全数据的积累和基因转移研究经验的增加，人们越来越了解其相关风险。在关系人的研究中，安全性是必要条件，仅仅有效是不够的。再有效的药物或方法，如不能保证安全性，都不可能最终在临床上应用。目前新药开发失败的主要原因是药物毒性，包括基因转移的载体问题，即安全性不能有效保证。至今，一些问题仍没有得到解答，如基因治疗（改变遗传物质）的远期副作用如何评估？缺乏评估和质量控制的情况下如何降低风险？这是基因治疗导致的致命性损害的原因。有报道一项针对鸟氨酸转氨酶缺乏症利用腺病毒载体编码表达人鸟氨酸转碳淀粉酶基因治疗研究的早期临床试验中出现了严重联合免疫缺陷的意外风险，导致了患者死亡。

3. 基因组编辑相关研究伦理尤为突出　基因编辑是对基因组进行精确添加、删除和改变的有力新工具。有报告称采用"基因组编辑"代替"基因编辑"更准确，因为编辑可能针对的序列不是基因本身的一部分，如调节基因表达的区域。基因编辑新方法快速发展，特别是 CRISPR/Cas9 系统使基因组的编辑更加精确、高效、灵活和便宜。但基因组编辑的快速进展喜忧参半，CRISPR/Cas9 基因组编辑系统提供了与以往的基因组改变策略相比的若干优点，比其他方法更容易、更廉价地进行工程化，以在基因组中生成预期的编辑，而且这些方法不仅可以简单地替换整个基因，还可以提供其他选择，甚至修改核苷酸，或对基因表达进行表观遗传学改变。

基因组编辑可用于三个广泛的用途：基础研究、体细胞干预和生殖细胞研究，其中以生殖细胞干预伦理问题最为突出。体细胞的应用已经在一些遗传病的治疗中显示了很好的效果。然而，在有效地进行体内基因组编辑方面仍然存在技术挑战。引入人体的基因编辑工具可能无法有效地在预期的细胞类型中找到目标基因，结果可能对患者的健康几乎没有或根本没有好处，甚至还存在意想不到的伤害。但针对体细胞基因组编辑的临床应用只影响患者个人，类似于现有的将基因疗法用于疾病治疗和预防的努力，理论上不影响后代。与使用体细胞基因疗法治疗或预防疾病或残疾有关的主要科学和技术、伦理和监管问题更多地只与个人有关。

基因编辑技术用于人类胚胎细胞是极具争议的，不仅需要考虑基因编辑技术的局限性，更需兼顾考虑基因治疗和人类生殖医学双重风险，特别是如何解决配子、胚胎和胎儿组织的使用问题。其干预的结果则将产生可遗传的变化，面临改变人类后代，特别是涉嫌改变人类未来的潜在性，不仅影响最终的孩子，还可能影响孩子的后代，不仅目前无法预测、验证和控制远期风险，而且更多因为这项技术被认为将跨越在伦理上不可侵犯的一条线，已经超过了个体层面的关注，涉及更为复杂的技术、社会和宗教方面的关注，这些关注与自然干预程度的适当性以及这种改变对接受的潜在影响等均有关系。因此各国政府均完全禁止相关研究。

（关　健）

第八章 临床手术科室的伦理学实践

第一节 外 科

案例1

患者王某某，因肾上腺皮质增生症继发高血压住院准备手术。术前医生向患者及家属交代："拟施左侧肾上腺次全切除，手术有一定危险，甚至可能危及生命。"家属签字同意手术。术中发现左侧增生的肾上腺比正常大3倍，与肾、脾、胰尾粘连，术中游离肾上腺时导致脾脏破裂，因出血难以控制而行脾切除，并将左肾上腺全切。术后，患者恢复较好。在出院前一天，家属偶然机会在病历上发现脾被切除而询问医生，医生解释说："为了避免患者心理负担，没有告诉患者及家属。"患者家属以为何不向家属讲明为由，要求追究医生责任。

伦理分析：在上述案例中，医务人员术中发现患者王某某左侧增生的肾上腺比正常大3倍，与肾、脾、胰尾粘连，在游离肾上腺时导致脾脏破裂，因出血难以控制最终行脾切除，但这一过程并未告知家属、征得其同意，直到患者家属偶然发现脾脏被切除时，医生才解释是为了避免患者心理负担。

这种理由显然站不住脚，该行为明显违反了医学伦理学中的知情同意及尊重自主原则。在医疗活动中，医疗机构及其医务人员应当将患者的病情、医疗措施、医疗风险等如实告知患者，及时解答其疑问。患者及家属有权了解手术治疗的全过程，包括术中的事故及其处置，以便患者出于自身利益做出完全自主的判断和选择。因此医务人员在手术中因脾脏出血难以控制、需要切除这一脏器时，应及时告知患者家属术中的情况及处理措施，在获得家属知情同意的情况下进行手术；即使术中因情况紧急手术不能暂停，也应该委托其他手术组成员及时告知家属；如当时确实无法抽身，最少也应该在术后尽早向患者家属说明情况，征得家属的谅解，而绝不能自作主张，不向患者或家属告知，剥夺患者的知情权。

案例2

约翰先生，85岁，患严重的主动脉瓣狭窄症；其妻劳拉，患有阿尔兹海默症，无儿女。根据其病情医生告知：须做主动脉瓣置换手术，但手术过程中存在风险，可能导致死亡，其死亡率<5%，但是以寿命和生命质量而言，手术比不手术预后更好。反复多次向约翰告知病情，约翰最终拒绝了手术。一年后，约翰的心脏病严重恶化，步行到不了10m，但他仍然拒绝手术。

伦理分析：在该案例中，医务人员向约翰先生告知病情，并详细介绍了手术和非手术治疗可能存在的风险及预后情况，最终结合约翰先生的病情建议其选择手术治疗。在该过程中，医务人员提供了足够的信息，而且其动机和目的完全是为了约翰先生的利益，因此医务人员的告知是充分的，其行为符合知情告知原则。

约翰先生在充分了解病情、治疗方案及预后的全部信息后，最终决定拒绝手术。从此案例中不难发现，约翰先生对诊疗信息的理解是正确的，拒绝手术也是在自己意识清楚的情况下根据自己的判断独立作出的决定。因此我们认为约翰的决定是自主的，是符合自愿同意的。

在充分知情的情况下，患者有权做出任何选择，约翰多次拒绝手术，是患者自主权的体现，医生也必须尊重。医生对约翰未行手术治疗是对约翰自主权的尊重，符合伦理道德。

案例3

患者李某某，女，75岁，因全身重度黄疸就诊于某医院肝胆外科，入院检查提示胰腺癌晚期。主管医生向患者及家属提出三个手术方案并详细介绍每种手术方案的利弊：方案一是做胆囊造瘘外引流术，手术相对较为安全，风险较小，可缓解症状，但会造成生活的不便，影响患者生活质量和生命质量；方案二是做胆肠吻合术（内引流术），但考虑患者年龄大，胆囊和空肠吻合易发生问题，存在一定的手术风险，但日后的生活质量和生命质量较高；方案三是做胰腺切除术，患者年龄大、体弱，胰腺癌晚期，手术切除治疗价值不大，而且存在极大风险。医生结合李某某的具体情况建议选择第二个手术治疗方案。患者和家属经过认真的研究后与医生达成了一致意见。经过医生、护士的精心手术和护理，患者黄疸明显消退，9天后出院。患者及其家属非常满意。

伦理分析：该案例主要涉及医学伦理学的不伤害、有利和尊重原则。

医学伦理学的不伤害原则和有利原则是对医务人员在临床诊疗中最基本的要求，要求医务人员在医疗行为中应把有利于患者的健康放在第一位，切实为其谋利益，并避免对患者造成伤害，具体体现在根据患者病情选择最优化的方案，从而以最小的代价获取最大效果。

知情同意是医学伦理学中尊重原则的具体表现形式和要求，是指患者有权知晓自己的病情，并有对医务人员采取的防治措施决定取舍的自主权。

该案例中，李某某患胰腺癌晚期，医务人员根据患者具体情况在三个手术治疗方案中选择并向患者和家属推荐了痛苦较轻、相对安全、风险较小、治疗效果最优的第二个手术治疗方案，该行为符合医学伦理学的不伤害和有利原则。

同时在诊疗过程中，主管医生向患者及家属充分详细介绍病情和治疗方案，分析各方案的利弊，与其进行充分有效的沟通，共同选择治疗方案，最终在患者及家属完全知情同意的情况下施行手术，充分体现了医学伦理学的尊重原则。

案例4

2005年12月15日，患者孔某某因患急性化脓性胆管炎、胆道结石住辽源市医院外科，手术被安排在当天下午3时30分，手术由科主任陈新宇，两名外科大夫和科里的一名护士共同参与。手术过程顺利，但是在关腹后缝皮的时候，手术室突然停电，由于患者病重需尽快结束手术，陈新宇让科里的主治医生王春峰出去买蜡烛。王春峰一路快跑买到蜡烛回到手术室时，就闻到一股烟味，但还是迅速点燃蜡烛保障手术继续进行。几分钟后走廊里有人喊："配电室着火了、赶快撤离"，此时正在手术的医师考虑到患者手术尚未完成，轻易不能停下来。对面的火光照亮手术室，而手术仍在有条不紊进行，直到手术在10min后完成，医护人员才保护着患者一同撤离火场。

伦理分析：陈新宇等医生在手术室着火后，不顾自己的生命安危，继续手术，而且在手术结束后保护患者一同撤离火场，充分体现了医务工作者救死扶伤的人道主义精神，以及仁爱救人、一心赴救的医学精神，符合医学伦理学中对患者的有利原则。有利原则要求医务人员把有利于患者健康放在第一位并切实为其谋利益，这一精神有助于医患间建立良好的信任关系，有利于诊疗过程中医患相互支持，相互协同配合，共同与疾病斗争，如果在发生火灾时，医务工作者不顾手术患者的生命安危，自行逃离火灾现场，该行为可能对患者造成伤害，甚至危及患者生命，事后会导致医患关系破裂，医务工作者受到道德的谴责，甚至可能产生医疗纠纷。

案例5

患者张某某，女，15岁，患口腔颌面部恶性肿瘤，并有颈淋巴结转移。医生考虑功能性颈清术后复发的可能性较大，认为需做根治性颈清术，并将患者病情、建议的手术方案及手术风险告知家属。但家属因根治术影响外观和功能拒绝行该手术，要求医生选择既能达到切除病灶目的又不给孩子留下伤残的功能性颈清术。此时医生有针对性的再次向家属详细解释病情及行根治术的必要性，同时告知若行功能性颈清术，术后存在复发的风险较大，最终家属同意行根治术，并在知情同意书上签字，术后一切顺利，家属致谢。

伦理分析：该案例主要涉及如何很好的处理尊重患者自主权和发挥医务人员积极、主动性之间的伦理问题。

尊重患者的自主权要求医生尊重患者及家属对治疗方案的选择，但这并不代表降低医务人员的积极性和主动性，反而对医务人员提出了更高的要求。医患之间对医疗信息把握的不对称性，决定着医务人员既要尊重患者的自主权，又不应该无所作为，这就要求医务人员应为患者的自主选择提供充足条件，包括向患者详细告知病情、可能的治疗方案、治疗或不治疗会出现的情况及建议方案等；同时当医务人员的"最佳方案"遭到自主选择力正常的患者和家属的拒绝时，应设法搞清楚拒绝的真实理由，然后有针对地做解释工作，以保证患者充分知情。

该案例中，医生推荐的治疗方案为根治性颈清术，但因为影响外观和功能遭到家属拒绝。此时医生有针对性的再次做了解释工作，最终家属在了解行根治性术的必要性和功能性颈清术复发风险后，同意了医生的建议，患者术后取得了较好效果。医生既尊重了患者及家属自主权，又很好地发挥了医务人员积极、主动性，为患者选择了最优化的方案。

案例6

2012年11月，25岁的肺癌患者小峰（化名）去某市肿瘤医院住院要求治疗，手术前被确诊为人类免疫缺陷病毒（HIV）携带者，该医院让小峰出院，建议去外院继续治疗。被该肿瘤医院拒收后，小峰又辗转到了北京一家医院，又被告知，虽然他们可以收治HIV携带者，但由于没有胸外科，不具备做肺癌手术的资质，所以建议他求助当地的市卫生防疫部门，再做进一步协调。

小峰又找到了第三家医院，想到坦白病情必定遭拒，无奈之下，在入院提交个人病情资料时，将肿瘤医院HIV（+）的检测结果进行了修改，同时逃避了血检。11月12日，小峰在该医院顺利进行了手术。手术刚结束，小峰因担心医护人员感染让亲友告诉医生他是HIV携带者，让医护人员加强防御。护士得知他是HIV携带者，给小峰打针时离得很远，看体温计还要他70岁的奶奶举着转来转去，不肯用手碰。

伦理分析：该案例中，小峰是一个艾滋病病毒携带者，同时又身患肺癌，在诊疗过程中遭到某市肿瘤医院及北京一家医院的推诿，为了能得到与其他病人平等的治疗癌症的机会，他更改病历、隐瞒病情、逃避血检，最终完成了手术。

某市肿瘤医院及北京一家医院因患者为HIV携带者而推诿的行为违反了伦理学的公正原则。公正原则是医学伦理学的四大基本原则之一，要求医疗机构及医务人员公正地保障诊疗质量和服务态度，平等对待患者。HIV传播的途径主要有性传播、血液传播以及母婴传播，正常接触不会造成HIV感染，第三家医院医务人员在得知小峰为HIV感染者后的行为也不符合伦理学的公正原则。

小峰是作为HIV携带者，通过隐瞒病情得到了第三家医院的手术治疗，其行为增加了医护人员术前、术中及术后早期的感染风险。在就诊过程中，小峰未履行如实提供病情和有关信息的义务，违背了道德，决不能够提倡。

案例7

2009年，青年翁某某患上严重肾病出现肾衰竭，母亲毅然为他捐出一个肾，延续了他的生命。2014年，24岁的他又一次走到了生命的重大关口：肾脏再度衰竭。这一次，翁某某56岁的父亲又站了出来，愿意捐出一个肾再救儿子一把。2014年3月31日，湖北武汉同济医院内，器官移植伦理委员会对其申请为子女二次捐肾的特殊案例进行了讨论表决。委员会的最终结果出现投票几乎一边倒的情况，11位委员会成员只有1人赞成，10人投了反票，这11位成员包括医院的医务人员、法律代表、社区代表。社区代表魏先生：他爸爸还有父母，上要赡养老人，下要照顾生病的儿子，肯定有影响的。同济医院器官移植外科主任医师陈知水：这种IgA肾病是一种遗传疾病，做完移植以后容易复发，复发的可能性在20%，甚至高达50%。这个小孩用妈妈的肾脏做完移植后，三年多就复发了。现在他爸爸又要捐肾，极有可能他爸爸捐这个肾以后，也是两三年以后又会复发，这对于这个家庭来说，相当于又没达到效果，一家三个人都不是太好。所以我们是从医学一个角度来考虑。医院已经将结果通知给翁某某的母亲郭慧芳，郭慧芳虽然很失望，但表示接受委员会的决定。

伦理分析：器官移植的伦理原则包括自愿、无偿，以家庭为基础的明示同意，伦理审查，尊重生命，知情同意，公平、公正和公开，保密等伦理原则。

我国《人体器官移植条例》规定：人体器官移植伦理委员会对"人体器官捐献人的捐献意愿""有无买卖或者变相买卖人体器官的情形""人体器官的配型和接受人的适应证是否符合伦理原则和人体器官移植技术管理规范"等事项进行审查。在该案件中，母亲进行了第一次捐肾，延长了翁某某的生命，之后肾脏再次衰竭，父亲申请二次捐肾，根据《人体器官移植条例》规定，父亲符合人体器官捐献的合法主体，父亲捐肾也符合器官移植自愿、无偿的伦理原则，但是医院伦理委员会认为翁某某所患疾病为 IgA 肾病，移植后复发的概率非常高，翁某某接受母亲捐献的肾移植后 3 年出现了复发，如再接受其父亲的捐赠，也有术后复发的高风险，可能会造成家庭主要成员父亲、母亲的健康风险增加，而对孩子的预期受益有限。医院伦理委员会综合以上情况不同意其父亲的器官捐献，这一行为也符合尊重生命的原则。

案例 8

1998 年发生了一起死者眼球丢失案，引起广泛关注。具体案情如下：某人民医院的高大夫，在接收一个化学性烧伤、角膜穿孔的急诊患者之后，认定必须马上做角膜移植，否则将失明。准备工作做完了之后，大夫发现保存的角膜不能用了，而且当时医院里的备用角膜也没有了。本着救治患者的心态，便去太平间寻找适合的角膜，在未经家属同意的情况下摘取了一具比较新鲜的尸体角膜，并给其安装了义眼，从外表看，死者与生前没有什么差别。角膜给患者做了移植，使其恢复了视力。

直到举行遗体告别前，家属惊异地发现，死者眼球被偷换了。

伦理分析：《人体器官移植条例》规定："公民生前未表示不同意捐献其人体器官的，该公民死亡后，其配偶、成年子女、父母可以以书面形式共同表示同意捐献该公民人体器官的意愿。"器官移植的伦理原则包括自愿、无偿，以家庭为基础的明示同意，伦理审查，尊重生命，知情同意，公平、公正和公开，保密等伦理原则。

在本案中，当事医生未经家属同意私自摘取尸体角膜移植给另一化学烧伤、角膜穿孔患者，最终使其视力恢复。但无论移植是否成功，该医生的行为都严重破坏死者尊严，违反了人体器官移植的自愿以及以家庭为基础的明示同意原则。

（李宗芳）

第二节 妇 产 科

案例 1

孕妇王某，双胎妊娠，足月待产，就诊于某医院，产前检查提示梅毒感染，医生将其告知孕妇及家属。医生考虑双胎妊娠，建议行剖宫产手术，并向孕妇和家属告知手术风险。术后胎儿梅毒血清学检测阳性，父母质疑其原因。医生解释说："梅毒可透过胎盘屏障传播给胎儿，但考虑目前医学的进步已使梅毒成为可以完全治愈的疾病，因此产前未向父母做特殊强调。"父母不接受医生解释，认为他们在不清楚梅毒危害的情况下生下感染梅毒的双胞胎，医院应负责孩子的一切治疗。双胞胎经过医护人员积极抗病毒治疗后多次复查梅毒抗体阴性，但父母仍拒绝领双胞胎回家。

伦理分析：本案例中，孕妇双胎妊娠待产时，产检提示梅毒感染，医护人员将其告知患者，并根据患者病情行剖宫产术。术后，胎儿出现梅毒检测阳性，医务人员进行积极救治后痊愈。在此过程中，医务人员的处理完全符合医学伦理学的不伤害和有利原则。

但是在该案例的诊疗过程中，医务人员的告知有不充分的地方，没有完全遵守知情同意原则。因为医患双方对医疗知识的掌握存在不对等的情况，所以医务人员应当在术前谈话中充分地告知患者和家属梅毒对孕妇和新生儿可能产生的影响，以及治疗方案、预后的情况，帮助他们理解病情，并做好书面记录。

案例2

闫某某，女，48岁，因盆腔可扪及硬块，伴有腹痛、月经量增多，就诊于所在城市的医院妇科，B超检查示多个大小不一的子宫肌瘤，医务人员建议手术治疗，遂住院。主管医生考虑患者情绪紧张，而手术为微创手术，恢复快、痛苦小，因此并未向患者及家属过多交代手术的风险及可能的意外。子宫肌瘤手术进行得很顺利，但术后某某出现了肺栓塞，在溶栓过程中，患者又出现蛛网膜下腔出血的并发症，最终抢救失败，患者死亡。事后，家属问医生："为何事先不告诉我们会发生如此凶险的并发症？早知如此，我们就不做手术了！"医生一脸无奈地说："我们科室手术多年没有出现过这样的术后主干肺栓塞病例了，再加上你妈妈当时非常害怕做手术，所以术前也就不忍心告诉她。"

伦理分析：肺栓塞是外科手术非常少见的一种并发症，但致死率较高。医生的临床诊疗知情告知即术前谈话应该涵盖治疗的全部过程，包括术中的各个环节，可能的收益、风险以及风险预案等情况，应将诊疗过程中可能发生的并发症等风险一一告知，哪怕概率很小。只有充分的知情告知，患者才能全面地权衡手术的可能风险和受益，作出理性的决定。该案例中，尽管医生认为隐瞒更有利于患者，但患者及家属是有知情权的，医生显然剥夺了患者知情同意的权利，违反了知情同意的伦理原则。对患者利益最大的保护应是充分告知并辅以专业的心理支持和帮助，充分分析手术的利与弊，以帮助患者作出最有利于自己的决定。

案例3

李某某，女，45岁，20年前因化脓性输卵管炎抗感染治疗无效行双侧输卵管切除术，故一直没有怀上孩子。于是，夫妇俩就抱养了一个女婴。为了不影响亲情和孩子的健康成长，夫妇搬离了现在的住所。在孩子10岁时，李某某因卵巢肿瘤去医院就诊，就诊医生恰巧是邻居王某某，她十分仔细地介绍了自己的既往病史。王医生出于专业判断认定孩子不是李某某亲生的，并在与其他邻居聊天时，无意透露了李某某的孩子并非亲生。此后消息不胫而走，孩子得知此事后像换了一个人，再也看不到她的笑容，学习成绩也急剧下降，也不再叫这对夫妇爸爸妈妈了，小小年纪竟患上了抑郁症。夫妇俩一下陷入了痛苦的深渊。

伦理分析：患者拥有隐私权，尊重患者的隐私、为患者保守秘密是重要的伦理原则，也是医师义不容辞的责任。这就要求医务人员在缓解患者个体病痛、诊疗疾病的同时，更要关注患者的心理感受，特别是对患者隐私权的尊重。"遵守医学伦理道德，尊重患者的知情同意权和隐私权，为患者保守医疗秘密和健康隐私，维护患者合法权益"是医疗机构从业人员的行为规范。

本案例中王医生在诊疗过程中得知邻居李某某的隐私，由于伦理观念淡薄，未履行保护患者隐私的义务，导致李某某的养女一时从心理上接受不了而患上抑郁症，结果对李某某夫妇及其养女均造成了巨大的身心伤害。这不仅严重违反了医务人员的职业道德和相关的法律规定，也严重侵害了患者的隐私权。

案例4

孕妇范某某，39岁，孕4产0，既往习惯性流产史，第四次妊娠保胎至24周行产前检查，胎儿心脏彩超提示法洛四联症。医生向孕妇及家属告知情况，并说明妊娠期间可能出现胎死宫内或者宫内呼吸窘迫综合征，出生后可能出现发绀、呼吸困难、缺血性发作、蹲踞等症状，可累及心血管及呼吸系统，严重时可危及生命，建议终止妊娠。但孕妇和家属认为自身是高龄产妇且多次流产，保胎至24周实属不易，若此时终止妊娠，无法接受，经慎重考虑后决定继续妊娠。医生尊重孕妇及家属的决定，继续给予保胎治疗，并建议其去心脏外科咨询手术相关事宜。

伦理分析：范某某是一名高龄产妇，既往存在习惯性流产病史，此次妊娠保胎至24周，产前检查提示胎儿法洛四联症，医生充分告知继续妊娠风险及产后新生儿风险，并建议终止妊娠，但孕妇及家属出于感情因素决定继续妊娠。医生尊重孕妇及家属自主决定的权利，继续给予保胎治疗。患者自主权是伦理学尊重原则的重要组成部分，具体指具有行为能力并处于医疗关系中的患者，在医患交流之后，经过深思熟虑，就有关自己疾病和健康的问题作出合乎理性的决定,并据此采取负责任的行动。该案例中医生的行为完全符合医学伦理中的尊重原则,患者的自主权得到了充分地尊重。

案例5

在 2018 年 11 月 26 日,第二届国际人类基因组编辑峰会召开前一天,来自中国深圳的科学家贺建奎宣布,一对名为露露和娜娜的基因编辑婴儿于 11 月在中国健康诞生。该研究是采用"CRISPR/Cas9"的基因编辑技术修改双胞胎的 *CCR5* 基因(HIV 入侵机体细胞的主要辅助受体之一),使她们出生后即能天然抵抗艾滋病。该事件一经报道,便引起轩然大波,并受到各界人士的高度关注。122 位中国科学家联合声明,对于在现阶段不经严格伦理和安全性审查,贸然尝试做可遗传的人体胚胎基因编辑的任何尝试,表示坚决反对,强烈谴责。

伦理分析:*CCR5* 基因是 HIV 病毒入侵机体细胞的主要辅助受体之一,本研究通过采用"CRISPR/Cas9"的基因编辑技术修改胚胎的 *CCR5*,使出生后胎儿天然抵抗艾滋病。但该研究仍存在一些问题,例如:①就技术而言,CRISPR/Cas9 编辑工具在编辑基因过程中存在脱靶的可能,导致其他关键基因发生改变,可能对新生儿产生不可估量的伤害;②对细胞表面 CCR5 的受体功能的研究也不是很成熟,若该基因被改变,是否会导致新的疾病隐患仍未可知;③该研究是在胚胎时期对基因进行了修改,这种隐患不仅会伴随受试者的一生,还会遗传给子代。

2003 年科学技术部、卫生部联合印发的《人胚胎干细胞研究伦理指导原则》提出用于研究遗传修饰的囊胚体外培养不能超过 14 天,也不能植入人体生殖。同时阻止胎儿感染 HIV 的手段有:若父亲是 HIV 感染者,对父亲的精液进行清洗,用"试管婴儿"的手段就可以与未感染的母亲生下健康的孩子;若母亲是 HIV 感染者,可在妊娠期、分娩期和哺乳期进行抗病毒治疗。

综合以上考虑,通过基因编辑阻断胎儿 HIV 感染是不合理的,该研究的出发点并不是完全以受试者的利益为考量,这项研究严重违反了医学伦理学的不伤害、有利原则。在涉及人的医学研究中,研究人员应该将受试者的安全与权益放在第一位,其次才是科学和社会的利益。

(李宗芳)

第三节 耳 鼻 喉 科

案例1

33 岁的熊某,因鼻窦炎在某市一家大医院为鼻子做手术,术前两只眼睛视力均为 1.5,术后一只眼睛什么都看不见了。据悉,因鼻窦炎手术致眼睛失明的情况非常罕见。

据熊某讲,手术实施后,她就看不见了。医生随即带她做了该院眼科检查,经 CT 检查诊断为术后右侧眼球视神经改变,导致其右眼永久性失明。熊某主刀医生说:"手术很顺利,术前确实只向熊某讲明有可能引起熊猫眼,未告知会引起视神经损伤而失明,因这种可能性不大。手术中也没有发生意外。引起视神经改变而失明可能与病人个体敏感度相关。"

伦理分析:耳鼻咽喉与面部相连紧密,神经敏感而发达,鼻窦手术涉及许多重要的毗邻器官,如颅前窝、颅中窝、颈内动脉、眼眶、视神经和泪道等。任何一个部位的手术都可能导致其他部位的损伤。因此,手术前患者的知情同意是必须的。患者的知情同意是指,患者及其家属有权了解手术治疗的全部过程,包括手术中的各个环节和风险,可能的收益和风险预案等情况,并且享受随时退出手术过程而不被歧视或遭受不公正对待的权利。只有充分的知情同意,患者才能全面地权衡手术中的可能风险和受益,在理性审慎的基础上自主地做出是否同意手术的决定。因此,医务人员应该在手术前全面告知患者风险,无论其发生的可能性的大小,无论手术结果如何,这是实现患者知情同意的自主性的前提基础,是尊重患者自主权的体现。该案例中,医务人员显然剥夺了患者的知情同意的权利,违反了知情同意的伦理原则。

案例2

患者，男，30岁，因左耳慢性化脓性中耳炎鼓膜穿孔伴听力下降10年，于2004年9月15日入院。检查发现左侧鼓膜紧张部大穿孔，鼓室干燥，咽鼓管通畅，纯音测听右侧气导、骨导正常，左侧气导、骨导听阈相差35dB。无面瘫、眩晕及眼震。心、肺、肝、肾功能及血尿便常规检查均正常。医务人员告知患者基本病情和正常手术方案后，患者签署了知情同意书。

2004年9月18日上午在盐酸哌替啶100mg、异丙嗪50mg肌注镇静下，局部1%利多卡因加肾上腺素浸润麻醉后，耳后常规M.Portman切口，取颞肌筋膜备用。术后听骨链完好，运动正常，鼓室内无钙盐沉积，无肉芽及胆脂瘤上皮。常规切除鼓膜穿孔边缘，制作移植床，残余鼓膜下皮鼓室填3～4块吸收性明胶海绵，将制备的颞肌筋膜植外耳道壁皮瓣下及残余鼓膜下方，检查封闭完好，铺平鼓膜，外耳道填塞碘仿纱条，缝合切口，包扎，手术完毕。检查无面瘫及眼球震颤。此时，医务人员因患者前期签署了知情同意书，而且手术都是在正常操作范围内的常规手术，手术风险可能性不大而没有进一步与患者及其家属沟通。直接告知患者1周后拆线。但在术后第8天时，患者出现左侧面颊肌肉松弛、闭眼不全、听力明显下降。检查发现左侧周围性面瘫。因耳道内有填塞纱条，故未进行测听检查。给予抗感染、营养神经、扩张血管、能量合剂等恢复面部神经功能治疗，1周后面瘫消失，但左侧重度感音神经性聋无好转。随后，患者将医院及手术医生告上法庭。法院责成省医学会专家鉴定，一致认为：手术后发生的面瘫及听力突然下降与手术无关。

伦理分析：耳鼻咽喉部疾病急症多，症状变化快，且较凶险，有时甚至危及生命。但在心理方面，很多患者容易产生"耳鼻咽喉疾病远远不如心脑疾病严重"的认知误区，对手术风险和局限性认识不足，认为耳鼻咽喉科手术较小，没有太大风险，对手术产生较高预期。因此，当手术效果不如预期时，患者容易产生较大的心理落差，误认为医生存在糊弄和欺骗行为，导致医患隔阂，甚至产生医患纠纷和冲突。在该案例中，医务人员因患者前期签署了知情同意书，而且手术都是在正常操作范围内的常规手术，手术风险可能性不大而没有进一步与患者及其家属沟通，可能导致患者无法真正评估手术风险，产生了不合理的预期。所以，耳鼻咽喉科学手术中，一方面应严格按照诊疗规范进行操作，提高医务人员技术水平，提高其服务意识和质量。要评判患者的心态是否适合接受手术，针对空鼻症等治疗，要结合耳鼻喉科专业治疗和心理治疗，引导患者正确认识病症；另一方面，也应该提高医务人员的伦理意识，落实充分的知情同意要求，不让患者产生过高的期望并体现其真正的自主性。

案例3

患者，男，74岁。因发现颈部包块1个月，生长迅速，疼痛10天，于2008年6月3日入院。入院后查体：右颈部锁骨上窝内可触及6cm×7cm大小肿物，质硬，较固定，喉摩擦音(+)，电子喉镜检查可见：会厌扁平，运动好，双侧杓状会厌襞、室带光滑，右侧梨状隐窝外侧壁可见一菜花状肿物，约1.5cm×1.5cm，左侧梨状隐窝光滑，双侧声带光滑，无充血，运动对称，不受限。胸部X线示：①慢性支气管炎合并肺气肿；②右颈部占位建议进一步检查。肺部CT检查：①左肺局部纤维化；②双肺气肿；③肝脏占位，建议CT增强检查。颈部B超：双侧颈部多发低回声结节，考虑肿大淋巴结。腹部B超：①肝右叶实性占位，肝癌不能除外；②胆囊多发结石；③左肾结石。肝脏MRI：肝脏右叶囊肿。尿常规：尿糖(++)，结晶(+)，血糖正常。既往史：双耳神经性耳聋多年，且与2007年底车祸后右侧髋臼骨裂后卧床至今。患者入院后电子喉镜下活检病理回报：右侧梨状隐窝鳞状细胞癌。临床诊断：①咽喉癌$T_3N_2M_0$；②右颈部转移癌；③髋骨骨裂；④胆囊结石；⑤肾结石；⑥慢性支气管炎；⑦肺气肿；⑧肾性糖尿；⑨神经性耳聋（双）。

患者病变局部未发现远位转移的迹象，可以手术，但考虑患者年龄较大且合并的疾病又比较多，且已卧床4个月，心肺功能较差，对手术的耐受能力较差，请患者及其家属慎重考虑是否手术治疗，患者及其家属慎重考虑后要求手术治疗，并在术前知情同意书上签字。2008年6月13日上午9时在全麻下行气管切开术，梨状隐窝肿瘤切除术、右侧根治性颈淋巴结清扫术。手术历时6h，手术中患者生命体征平稳，术中输血400ml。术后第4天（2008年6月17日）凌晨4:00患者突发昏迷并出现呼吸困难、血氧饱和度70%～93%。8:00出现双侧瞳孔对光反射减弱，血压184/85mmHg，脉搏180次/min，呼吸44次/min。给予紧急心肺复苏等抢救措施，病情无明显好转。与患者家属交代病情，考虑有合并颅内出血可能，建议患者做头颅 CT 检查以明确诊断。但家属经商量后拒绝检查治疗和抢救，要求出院回家，后果自负，签字为证。同时患者家属要求由我院派救护车护送回家，如果到家后出现临床死亡，则缝合气管切口。科主任同意后派 2 名医生护送患者出院回家。11 点半到家，14:30 临床死亡。

伦理分析：该案例中患者年龄较大，合并疾病 9 种之多，且长期卧床，心肺功能相对较差，手术耐受性差，类似手术创伤性和风险性较高。医务人员向患者家属明确及详细地交代基本情况后，患者有了充分的思想准备并签署了手术知情同意书。患者手术后的第 4 天出现并发症进而昏迷时，患者家属虽然难过，但并未对医院的医疗服务产生不满。这也体现了充分知情同意的重要性所在。

患者术后第 4 天突发昏迷，病情加重，医生给予紧急心肺复苏等抢救措施，病情无明显好转。与患者家属交代病情，考虑有合并颅内出血可能，建议患者做头颅 CT 检查以明确诊断。但家属经商量后拒绝检查治疗和抢救，要求出院回家，后果自负，为避免出现不必要的纠纷，医院要求患者家属签署了知情同意书。这种做法真正体现了患者家属的自主权，医务人员履行的有利原则。同时患者家属要求由医院派救护车护送回家，如果到家后出现临床死亡，则缝合气管切口。医院及时满足了患者家属要求，给予患者较大心理安慰。这种人性化的医疗服务，也是避免医疗纠纷的重要环节。

案例 4

2015 年 6 月 5 日上午，在福建省立医院专家门诊坐诊的省立医院耳鼻咽喉科行政主任、主任医师林某被人袭击。暴力伤医事件发生后，福建省立医院立即组织抢救，术中发现林某医师全身多处刀伤（包括颈部一道刀痕），右手拇长伸肌腱断裂，左 2～4 指腱鞘损伤，左食指固有神经断裂。经积极抢救后林某医师病情稳定。据悉犯人李某，男，34 岁，曾因"右声带息肉"于 2009 年 3 月在省立医院行"右声带息肉摘除术"。术后，其对治疗效果不满意，多次投诉未果，遂产生报复心理。随着人民生活水平的提高，对个人嗓音质量的需求明显提高。现有显微微创技术不断更新改进，对声带息肉虽能进行精细的手术切除，但并不能达到完全的嗓音功能康复。患者需求和医疗治疗效果之间的落差成为导致该事故的主要原因。

伦理分析：首先，耳鼻喉科疾病专业检查较多且居于科室内部，大多数检查、治疗、诊断往往集中由医生独立完成，多借助于各种内镜、显微镜等设备，由检查引发的争议较多，容易引起患者误解。

其次，医学科学的发展并非已经尽善尽美，一些病症在医学界仍无定论、尚待研究。例如，在临床医疗实践中，许多患者手术后鼻腔状况良好，第三方仪器检测认定没有问题，但患者仍然感觉"鼻子不通气"，体验较差。同时，由于缺乏专业医学知识，部分患者不当甚至错误地使用网络医疗信息，容易将自己的疾病特征"对号入座"，被误导以至情绪低落甚至崩溃，从而产生医患纠纷。

最后，耳鼻咽喉科疾病预后的主观体验与客观评价之间差别较大，且疾病多以青壮年男性为主，当自身疾病感受旁人无法体会时，容易导致患者产生心理偏差、走入误区，产生冲动行为；耳鼻喉科手术因洞腔狭小，操作难度较大，一些疾病治疗效果较差，导致的患者生理和心理痛苦往往交织在一起，例如，鼻塞、咽部异感症、耳鸣、眩晕、异嗅等都有明显的心理因素，放大了主观上的痛苦；客观检查鼻腔通畅，但患者自觉鼻塞；咽部检查无任何附着，但患者主诉有异物感；周围环境安静无声源，但患者诉有耳鸣；本无运动旋转，患者却诉眩晕等。这些由患者心理错觉产生的临床虚假症状，大多属于潜意识和前意识范畴，导致医患解释沟通难度较大，医生难以在客观事实基础上消除患者顾虑，从而造成医患矛盾。

这是耳鼻喉科医学发展中的新课题。因此，耳鼻喉科医疗过程中更应重视患者的充分知情同意，做到医疗过程全流程的充分知情告知，争取在让患者全面理解可能的风险和受益的基础上，合理权衡利弊并在心理上对可能的风险进行适度预期。

伦理问题的消解路径

沟通不畅、理解和认知偏差，是产生医患矛盾、导致医患冲突升级的重要原因，有效消解患者及家属不良情绪、保持医患有效交流互动，是解决医学研究和临床实践伦理难题的有效路径。

1. 知识普及　患者就诊前，医务人员应对其进行相关疾病知识讲解和普及，包括耳鼻喉医学现状、疾病预防和安全常识科普,使患者了解自身疾病基本情况、当前医学治疗水平、主流的可供选择的治疗方法、可能的风险或不适,以及术后注意事项等情况。唯有如此,患者本人及家属方能真正了解疾病和医学客观现状、不会给予治疗过度期望,了解医学局限性和医务人员困难,从而给予疾病和治疗客观公正的态度并端正医患关系。

2. 知情同意 知情同意是指有行为能力的个体,在得到必要的和足够的相关信息的基础上,经过充分的理解和深思熟虑之后,自由地选择某项治疗方案的决定,没有受到任何外在的强迫、威胁或不正当诱导的影响。在患者有能力自由决定的基础上,医务人员应以通俗化的语言告知符合患者最佳利益的信息、提供理智的疾病信息,包括治疗或研究的目的、程序、时间、预期的受益和可能的风险、有无替代办法、知情同意过程和知情同意书的签署、发生损伤的处理等。

3. 情感共鸣 通常,道德生活中最重要的不是原则和规则的遵守,而是可靠的品格、良好的道德感和情感反应。当医生护士对患者及其家人流露出同情、耐心和共鸣时,即使是具体的原则和规则也无法传达其中所发生的一切。在现代医疗模式中,医疗质量不但取决于医务人员的技术水平,更取决于医护人员的服务态度和情感表露。基于耳鼻喉科疾病的特殊性,提高医患情感共鸣是减少沟通障碍、平复患者焦虑、消除心理顾虑、提高患者战胜疾病信心并减少患者未知恐惧和痛苦的重要途径。具体包括对患者的称呼、语气和表情、与其交流时的耐心讲解和细心聆听,以及鼓励性的语言。情感的融汇可以弥补医药和技术物质层面的匮乏和不足,达到意想不到的效果和康复目的。

4. 术后跟踪 术后及时跟踪是减少患者疾病痛苦、消除其心理误解、凸显医务人员责任心和保障高质量医患关系的必要途径。责任心体现在对患者生命健康的负责态度上。具有高度责任心的护理人员不仅能以严谨的工作态度高质量地完成日常护理工作,更能够以强烈的责任心,全面掌握患者的病理状态、心理变化,并及时反馈病情动态,及时联系医生和提前处置等。我们承认,长期与痛苦打交道,可能抑制甚至麻痹一个富有同情心的医务人员,而情感有时会消耗殆尽。因此,情感教育既要教导疏离又要教导同情。

(张　欣)

第九章 临床非手术科室的伦理学实践

第一节 内 科

案例1

患者王某某,57岁,个体经营户。9个月前因咯血来院就诊,经支气管镜下病理活检确诊为肺鳞癌。医生告知王某某要进一步手术及化疗,患者考虑后表示拒绝,仅要求保守输液、止血治疗,并于症状好转后出院。其间自行服用中药治疗,咯血症状间断出现。1天前再次因大咯血,由120救护车送至医院,行相关检查后确诊咯血仍为肺癌原发病所引起,紧急对症处理后患者病情逐渐平稳。再次建议其行手术及系统性放化疗,王某某仍旧表示拒绝。转而与其家属沟通,家属表示支持王某某的选择。

伦理分析:该案例主要涉及患者的自主权与知情权,以及尊重原则。患者自主权,又称患者自主决定权,指患者对与自己的身体、生命相关的事项由自己决定的权利。患者自主权源于公民的自主权与自决权,是患者的一项基本权利。尊重是医学伦理学中的基本原则,广义的尊重原则除了尊重患者人格外,还包括对患者自主性的尊重。尊重原则是医疗活动中的重要伦理原则,该原则要求医师在诊疗活动中尊重患者理性选择的诊治决策。《医疗事故处理条例》明确规定,在医疗活动中,医疗机构及其医务人员应当将患者的病情、医疗措施、医疗风险等如实告知患者,及时解答其咨询。患者及家属有权了解治疗的全过程,以便患者对于自身利益做出完全自主的判断和选择。

从我国相关法律法规来看,患者有知情权和自主决定权,即有权自主决定接受或不接受任何一项医疗服务,并有权知道相应的后果。当患者的决定明显影响到其健康利益时,医师可以进行特殊医学干涉,帮助患者正确认识与理解,但不能代替患者的意志做出决定。本案例患者为成年男性,在充分知晓病情、精神状况正常、没有受到外界干扰的情况下,理性考虑后果后做出拒绝进一步治疗疾病的决定,同时也得到了家属的支持,医生应该尊重。

对于本案例,由于王某某做出的选择是消极的,也可能不是最科学的,因此医师从人道主义考虑在随后的诊疗过程当中应当继续多对该患者进行宣教和劝说,但若患者仍旧坚持该决定,医务人员仍应尊重其意愿,同时做好详细和完整的病案记录。

案例2

患者李某,女,44岁。因乏力、腰痛入院,行骨髓穿刺等检查后确诊为"多发性骨髓瘤"。此时,主管医生告诉她有一种治疗多发性骨髓瘤的新药正在开展临床试验,需要一部分初发的患者参与,李某恰好符合条件。医生建议李某参加这项试验,起初李某不太愿意加入,后来医生告知李某参加试验可免除一部分住院费用,从经济角度出发,李某便抱着试一试的态度参加了该临床试验。正式开始接受药物治疗三个星期后,李某出现了末梢神经炎及腹泻等不良事件,对此无法耐受的李某只好退出了该临床试验,主管医生对她的做法提出了口头批评。为此,李某感到很苦恼,她很担心医生以后对她的治疗不如从前负责了。

伦理分析:临床试验(clinical trial)指任何在人体(患者或健康志愿者)进行的药物系统性研究,以证实或揭示试验药物的作用、不良反应和/或试验药物的吸收、分布、代谢和排泄,目的是确定试验药物的安全性与疗效。1999年我国食品药品监督管理局颁布了正式版《药物临床试验质量管理规范(GCP)》,规定所有以人为研究对象的研究必须符合《赫尔辛基宣言》，即公正，尊重人格，力求使受试者最大程度受益和尽可能避免伤害。所有药物临床试验均要严格遵守GCP规定，以保证研究质量、保障受试者的权益。

此案例中主管医生告知患者可以参加临床试验，起初李某并没有选择加入，后来考虑到经济因素，李某最终转而同意。根据《赫尔辛基宣言》："涉及人类受试者的医学研究，每位潜在受试者必须得到足够的信息，包括研究目的、方法、资金来源、任何可能的利益冲突、研究者组织隶属、预期获益和潜在风险、研究可能造成的不适等任何与研究相关的信息。"在这个过程中，医生有利用费用减免引诱患者参加临床试验的嫌疑，这是不对的。医生应该把整个临床试验充分告知患者，并征求受试者的知情同意，才能申请入组参加临床试验。

后来，李某因为不能耐受不良事件退出了临床试验，医生改变了对她的态度，这也是错误的。根据《赫尔辛基宣言》："受试者必须被告知其拥有拒绝参加研究的权利，以及在任何时候同意退出研究而不被报复的权利"及"患者拒绝参与研究或中途退出研究的决定，绝不能妨碍患者与医生之间的关系"。案例中李某拥有中途随时退出试验的正当权利，医生对待她的态度及责任心应该与参加临床试验时一致，所以该医生的做法和态度是不恰当的。

案例3

患者刘某某，男，66岁，退休。因健康体检胸透时发现右下肺阴影，进一步CT检查，结果示右肺下叶背段胸膜下结节，恶性可能性大，故医生以肺癌待诊收入院。入院后，主管医生告知患者准备在B超引导下行经皮肺穿刺以明确肿物性质和制定下一步的治疗方案。患者告知医生自己无子女，仅与64岁老伴相依为命，如果确诊为肺癌千万不要告知老伴，免得她冠心病发作或无法接受，精神受刺激。刘某某履行了穿刺活检知情同意后进行了穿刺活检，病理结果诊断为低分化腺癌，下一步主管医生准备向患者提出建议：进行基因检测以明确是否能够接受靶向药物治疗或选择开胸手术。

伦理分析：此案例涉及患者的知情同意权的问题。

针对本案例，患者确诊为肺部恶性肿瘤，而肿瘤疾病的特点是多使用有创性、侵入性诊断手段和手术、放化疗或靶向治疗等方法，这些治疗势必会对患者造成生理和心理创伤。因此，在开展诊疗活动之前，应让患者充分知晓病情和理解诊疗过程所带来的伤害是保证临床工作顺利实施的关键。案例中的医生充分做到了对患者知情权的尊重。

在该案例中患者本人做好了思想准备，能够接受肺癌这一事实，却不愿意将结果告诉身边唯一的家属，担心此举动会导致妻子冠心病发作或精神崩溃，因此医生应尊重其自主权。但是，开胸手术和术后及其他治疗等都要求家属的密切配合，如果医生欺骗家属不利于配合治疗。因此，医生应劝说患者选取最佳方式和时机亲自告诉其妻子真相，以利于医生与家属的协调，并避免不必要的纠纷。

案例4

患者樊某某，独生女，18岁。骨髓穿刺等检查确诊为急性B淋巴细胞白血病（高危），住院接受2周期化疗后目前处于完全缓解。主治医生告知父母，该疾病的复发率较高，只有行骨髓移植才有可能彻底治愈。父母听了医生的意见，表示愿意捐献造血干细胞，但经检查均不适合作为供者。随后主治医生将患者的配型上传至中华骨髓库，也没有匹配到符合要求的骨髓捐献者。不久前，患者父母从亲戚处获悉有再生一子为患白血病的姐姐提供脐带血治疗成功的例子，于是想采取类似方法挽救女儿，并征求医生的意见是否可行。

伦理分析：狭义的器官移植（organ transplantation）是将健康的器官移植到因疾病导致相应器官功能永久性丧失的另一人体内，使其重新拥有相应器官功能的手术治疗。广义的器官移植还包括细胞移植和组织移植。捐献血液、骨髓和部分皮肤，对身体健康基本没有大的影响，因此不但是允许的，而且是被鼓励的。

对于本案例，该夫妇出于救助独女的目的，试图再次怀孕一胎进行脐带血造血干细胞移植挽救其女。根据我国的相关规定，该夫妇再生二胎是允许的，而且同胞弟、妹配型相合的概率较大，且新生儿取脐带血较为方便，国内外也的确有成功的案例。因此，如果患者的病情能够平稳维持至其父母生下第二胎，父母的意见是可以考虑的，也是符合伦理的。

但是，作为医生，同时也应注意到此方案之下所存在的弊端。首先，造血干细胞移植本身是一项很耗费人力、财力的过程，若家庭经济情况原本就不佳，在担负了移植及其后续费用的情况下，未来新生儿的抚养是否存在困难？其次，造血干细胞移植仍是一项有待提高的技术，移植后的植活情况、排异反应等仍需密切观察，并且有移植后疾病再次复发，或需要二次移植的可能性。这些情况都应在该夫妇决定备孕前向其说明，让其做好思想准备，遵循自愿的原则。

随着我国国民素质的提高及脐血库制度的逐渐完善，脐血库存量越来越大，资料也越来越详尽，所以医生也可以与患者家属沟通应用现有脐血库中的脐带血行造血干细胞移植术来挽救患者的生命。

（何爱丽）

第二节 儿 科

案例1

一名1岁患儿因罹患流行性乙型脑炎，于当地村诊所治疗后疗效不佳，待转入省会三甲医院后病情进一步恶化，出现意识不清、呼吸困难，只能住进重症监护室依靠呼吸机维持生存。医生向家长充分交代了目前病情，治愈基本无望，即使经治疗能够存活也将成为痴呆或智力低下儿。家长经过反复思考后决定签字放弃治疗，撤掉呼吸机，停止一切支持治疗。完成上述步骤后，患儿呈叹气样呼吸，仍存在生命体征，患儿家长目睹此情景心中难以忍受，要求护士注射药品使患儿加速死去。医护人员认为患儿家长的要求属于安乐死，该行为违反法律，有违医德，尽管患儿家长苦苦哀求，医护人员仍坚持拒绝执行。

伦理分析：该案例中，前半部分医生尊重了患者家长的选择权，对患儿实施了被动安乐死。而随后患儿家长的要求属于主动安乐死，无论在伦理上，还是在法理上，主动安乐死至今仍是人们争论不已的话题。安乐死虽然得到了越来越多的肯定和支持，但目前世界上真正立法允许实施安乐死的国家和地区仍是少数。根据我国法律规定，生命权是人最基本的权利，在安乐死尚未得到法律允许的情况下，帮助他人实施安乐死将会被法律判定为侵犯他人生命权的行为，违反《中华人民共和国刑法》中关于侵犯公民人身权利的有关规定，以故意杀人罪论处。因此，虽然在一些具体情况下安乐死于情、于理都可能说得通，但若实施却于法无据。综上所述，医护人员拒绝患儿家长主动安乐死的要求是合法的、正确的。

目前，我国法律尚未干涉的唯有严格意义上的患者自愿放弃抢救或治疗（相当于自愿被动安乐死），即经深思熟虑之后，患者和其家属一致同意，对依赖生命维持技术生存的濒死患者不给予或撤去生命维持手段，而且一再强烈要求医务人员认可和帮助，经解释或劝阻无效并履行必要的程序后，医务人员只能无奈地选择默认，例如案例中所为。但即使如此，也必须恪守相关伦理要求：①必须严格掌握要求放弃抢救或治疗的病人的适应证，即对疾病无法治愈、病痛不堪忍受且无法解除的濒死患者才可考虑；②必须把患者本人的利益放在首位，即只有基于患者本人的"最佳利益"标准进行生命价值判断才是合乎伦理的；③必须充分尊重患者的自主权。

案例2

产妇赵某，27岁，第一胎足月顺产一女婴，体重3 250g，出生后经医生体检发现患有兔唇合并先天性肛门闭锁。于是，医生向家属交代新生儿的病情，并说明兔唇不必急于矫治，而先天性肛门闭锁则需尽快手术，过程也较为简单。家属与产妇商量后，认为新生儿有先天性缺陷，又是女婴，即便以后接受了唇腭裂修复术，将来长大也势必会影响美观；况且产妇年轻，今后仍有再次生育的机会，故决定舍弃新生儿，交由医院进行处理。医生不同意家属的意见，动员家属尽快同意进行肛门闭锁手术治疗，但是家属却迟迟不肯签字，而且声言如果手术医生将承担一切后果。

伦理分析：目前我国尚无法律明文规定如何处置严重缺陷新生儿，仍缺少关于终止治疗的法律和政策。但由于关乎生命，同时涉及医学领域中的相关敏感问题，所以确认治疗过程中的医生及监护人资格、身份，确保新生儿终止治疗决策的客观、公正、科学，以防范后续有可能出现的医患纠纷非常必要。

本案例矛盾主要集中在对缺陷新生儿的处置问题上。首先，对于缺陷新生儿的处置，主要包括无价值救治和不妥当的放弃治疗。前者是指对少数严重缺陷新生儿，医务人员从医学科学的角度评价认为无治疗价值，但家属因受情感的左右、对医疗水平的不合理期望或其他原因的影响强烈要求治疗。其最终结果往往是医治无效，还会造成医疗资源的浪费及家庭人力、财力、物力、情感的支出。而后者情况则相反，对有些缺陷新生儿，如无肛或者可纠正的严重先天性心脏病，医务人员认为救治后一般可达基本的生活能力和劳动能力，需要积极救治。而家属因为经济原因、迷信思想或对健康孩子的期望等而坚决要求放弃治疗。

显然，本案例就属于不妥当的放弃治疗。对于此类问题，目前尚无法律就缺陷新生儿的治疗决定权做出明确规定，因此从临床实际出发，在现行法律法规的约束下，医生仅仅是对患儿做出评价、向家长说明情况、提出处理建议，最终的决定权仍掌握在家长手中。最后，对于本案例，医生应当晓之以理，动之以情，反复多次劝说新生儿家属签字对其进行手术，同时应当向其告知放弃治疗新生儿行为涉嫌触犯遗弃罪。若患者家属仍旧拒绝签字并坚持遗弃新生儿，必要时可选择联系警方。

案例3

患儿孙某，男，12岁。因转移性右下腹痛伴发热到某医院就诊。入院后查体：体温38.7℃，右下腹麦氏点压痛阳性，化验血常规：白细胞计数15.6×10⁹/L，中性粒细胞百分比0.83，考虑诊断为急性阑尾炎，随即建议住院治疗。入院后主管医生向患者家属告知接下来将要行急诊手术治疗，需签署手术知情同意书。因患儿年纪较小，以前尚未接受过手术治疗，父母在看到手术知情同意书上罗列的多条风险及并发症后十分担忧，反复询问医生手术的安全性。主管医生此时很不耐烦地回道："阑尾炎这种小手术有什么好怕的？我们一年几乎能做上几十台，没啥可说的，上面写的那些你们自己看清楚就行。"听后，患儿和家长感到十分疑惑和焦虑。

伦理分析：本案例主要体现了医患关系和医疗知情同意书使用中存在的一些问题。

医患关系的特征包括：①医患双方目的的共同性；②医患双方信息的不对称性；③医患双方利益的一致性。其中不对称性是指医学是一门专业性强、技术含量高的学科，只有经过长时间的专门学习和临床实践，并通过专门的执业医师资格考试，才能成为医生，客观上就使得有关疾病的信息被医生所掌握。由于获取这些专业知识的机会成本太大，即使通过读书或上网查询相关知识，患者也不可能得到与医方对称的医学信息，从而成为信息劣势的一方，一般只能被动地接受信息。正如本案例中，父母对手术和可能存在的风险并不了解，因此才迟迟不敢签署手术知情同意书。

对于本案例中所涉及的情况，显然主管医生的沟通与告知方式是很不到位的。知情同意的要求并不仅仅包括出示知情同意书，还包括医生对于患者进行口头说明和解释，尤其是要详细回答患者的疑问，使其充分地理解关于医疗措施的信息。因此，在此案例中医生的做法是错误的，他首先应该对于行急性阑尾炎手术的必要性加以说明，让患儿家属明白疾病的情况以及手术治疗的必要性；其次，医生应当对于急性阑尾炎的术式选择和具体风险加以说明，对于手术知情同意书中所列的项目中其它条款，在家属有疑惑时也应当耐心地予以逐条解答，没有任何手术能做到100%成功率，但每一个医务人员都会尽最大努力去避免并发症以及意外情况的发生。最后，在交流的同时应当注意和缓的态度和适当的安抚，缓解患者和家属焦虑的情绪，以便后续治疗能顺利地进行。

案例4

一对年轻夫妇抱着刚满周岁的喉梗阻患儿来某医院求治，患儿呼吸困难，赵医生决定马上做气管切开术，但患儿父母坚决不同意，赵医生对患儿的病情和手术的必要性进行简要的解释，并劝患儿父母同意给患儿做手术。

伦理分析：针对本案例，患儿上呼吸道急性梗阻，需要争分夺秒地进行紧急处理才能挽救生命。而此时父母拒绝在手术同意书上签字，极有可能造成无法挽回的后果。因此，对于此类拒绝治疗的情况，医生应当行使特殊干涉权，即医生在特殊情况下，限制患者的自主权利，以确保患者自身、他人和社会的权益，阻止患儿父母携带患儿离开，同时耐心说服，晓之以理，争取劝说患儿父母同意手术。

但是，医生的特殊干涉权不是任意行使的，只有当患者的自主性与生命价值原则和社会公益发生严重冲突并且非常紧迫时，医生使用这种权利才是正确的。医生的特殊干涉权具有两个特点：第一，医生的行为是符合有利原则，一切都是为了患者的利益；第二，有关决定由医生代替患者或家属做出。

医生的道德义务是指医生依靠其崇高的内心信念，是基于爱心、耐心、细心和责任心而产生的，是无条件地忠实于患者的健康利益、对患者的生命负责而产生的良好行为，它是对医生的最高要求，是医学崇高精神的体现。若不做劝阻放任患儿父母离去，虽不属于违法行为，但此种行为违背了医生的道德义务，违背了医生救死扶伤的天职，同时也丧失了挽救患儿生命最后的机会。因此应当避免此种情况的出现。

在患者拒绝应实施的治疗时，医务人员必要时可在取得其家属和单位同意后，不考虑患者的意见进行预定的治疗，但要避免不作任何解释就采取强迫治疗措施。

因此，赵大夫果断的采取手术治疗是值得称赞的，但若始终无法取得患儿父母签字授权同意，在开始急诊手术之前应向院方上级汇报，由医院有关领导签字后再实施手术。

案例5

一位5岁女孩因患肾炎继发肾功能衰竭住院三年，长期血液透析治疗，等候肾移植。经父母商讨，同意家人进行活体移植。经检查：其母因患疾病被排除，其弟年纪小也不适宜，其父中年、组织类型相合。医生与其父商量为其女作为供者，但其父经一番思考决定不做供者，并恳请医生告诉他的家人他不适合作供者，因他怕家人指责他对子女没有感情，医生虽不大满意还是按照他的意图做了。

伦理分析：我国《人体器官移植条例》自2007年5月1日起施行。捐献人体器官是每个公民都享有的权利，对这种权利的行使，条例不能加以限制。因此，条例中不能规定哪些公民可以捐献其人体器官、哪些公民不能捐献其人体器官，关键是要严格遵循自愿的原则。为此，条例作了五方面的规定：①公民有权捐献或者不捐献其人体器官；任何组织或者个人不得强迫、欺骗或者利诱他人捐献人体器官；②捐献人体器官的公民应当具有完全民事行为能力，并应当以书面形式表示；③公民已经表示捐献其人体器官意愿的，有权随时予以撤销；④公民生前表示不同意捐献其人体器官的，任何组织或者个人不得捐献、摘取该公民的人体器官；公民生前未表示不同意捐献其人体器官的，该公民死亡后，其配偶、成年子女、父母可以以书面形式共同表示同意捐献该公民人体器官的意愿；⑤任何组织或者个人不得摘取未满18周岁公民的活体器官用于移植。因此，无论出于何种考虑，捐献者都可以做出拒绝捐献的决定，这完全取决于捐献者自身的意愿。

器官移植是一种造福人类的技术，但器官又是极为特殊的物品，为了保护人类的生命权益不受侵犯，器官捐赠应当遵循完全的自愿原则，即使如本案例中，是对亲人的捐赠，仍应当遵循完全的自愿原则。为了维护父亲的自主权，维护其家庭关系，医生为其掩饰，可以理解和接受。

案例6

患者孙某某，社会性别女，14岁。因不来月经到某教学医院诊治。经医生体格检查和染色体检查，确诊为男性假两性畸形，于是收入院准备做性别矫正手术。当在别的病房实习的几个实习医生听说后，带着好奇的心情去看望病人。在病室，一个实习医生当着病室其他患者的面直接了当征求患者的意见："听说你是男性假两性畸形病人，让我们检查一下好吗？"患者不语，面色通红，而且马上痛哭起来。实习医生看到此景，惊慌地离去。同病房的其他患者愕然，并以"与男病人住一病室"而向医生提出了抗议。

伦理分析：患者的社会性别是女性，当医生诊断"她"为男性假两性畸形时，患者产生了巨大的心理负担。实习医生没有同理心，没有了解患者的心理，仅为了能多见习病症甚至是满足自己的好奇心便在病房其他患者在场的情况下暴露患者的隐私，该行为严重违反医学伦理学的尊重和保护隐私的原则，给患者带来了伤害。

患者的隐私保护权在当今中国受到普遍强调。《执业医师法》第22条第三款规定：医师应关心、爱护、尊重患者，保护患者的隐私。《医疗机构病历管理规定》第6条规定：因科研、教学需要查阅病历的，需经患者就诊的医疗机构有关部门同意后查阅。阅后应当立即归还。不得泄露患者隐私。

尽管男性假两性畸形患者的社会性别是女性，并且患者选择了维持原来性别的手术，但与其他女患者收住在一个病室可能侵犯了其他患者的知情权和隐私权，是不恰当的，其他患者的抗议可以理解；另一方面与其他男患者同住也不合适,因此,不管其他患者是否提出抗议,建议术前单独安排一房间较为妥当,既能较好的保护患者的隐私,也不会给其他患者带来心理上的不适。

案例7

一对夫妇抱着低烧两周的婴儿前往某医院儿科就诊,因怕医生敷衍了事特意挂了一个副主任医生的专家号。然而,当轮到他们就诊时,却挤进一位带着孩子的家长抢先就诊,这位家长与专家又说又笑看似熟人,专家详细检查后说:"你的孩子虽然瘦,但没有什么疾病,以后给孩子加强营养就行了。"家长说:"谢谢,有事需要我帮忙尽管打电话啊!"说完,带着孩子离去。此时专家才开始给他们就诊,专家边听父母的诉说边简单做了一下检查,然后开了一张化验单,让给婴儿验血,接着专家又叫别的患儿进入诊室。待婴儿的爸爸取回化验结果交给专家后,专家简单看了看化验单就将开好的处方交给婴儿的爸爸,并说:"婴儿是发热待查,先吃些药试试。"婴儿的父母颇感困惑,迟疑了一会,还是抱着婴儿赶往另一家医院儿科诊治。

伦理分析:婴儿的父母原来抱着对专家的信任而就诊,但是专家的言行使婴儿的父母产生怀疑。首先,专家不尊重患者平等就医的权利,生人与熟人不一样。虽然医生可以根据患者的轻重缓急安排诊治顺序,但是后挤进去的家长带去的孩子并没有明显的重症急症,医生反而对其检查得比较仔细;而对病情较重、焦急等待的婴儿不但延误看诊,而且检查草草了事,故而使婴儿父母从心理上产生不平衡感,医生也违反了公正原则。二是专家虽让婴儿化验,但化验结果简单看了看就开好了处方,并且这个处方是在诊断未明的情况下开具的,这不能不引起婴儿父母对专家严肃性的质疑。上述两个方面可能是婴儿父母不信任专家而赶往其他医院儿科就诊的原因。

在本案例中,儿科医生的做法违反了医学伦理的要求。《中国医师宣言》要求对患者一视同仁,"无论患者民族、性别、贫富、宗教信仰和社会地位如何,一视同仁。"在本案例中儿科医生明显对熟人态度殷勤,甚至有利益交换的嫌疑,对普通患者却敷衍了事,这样的行为不尊重患儿的生命健康,不尊重患者的平等就医权,败坏了医生的形象,可能引发医患矛盾以及社会公众对医生职业的不满,医务人员应当引以为戒。

尽管医院儿科门诊量往往较大,出诊医师工作任务重、负荷大,但仍需在诊疗过程中恪守医德及医疗原则,尊重患者的权利,这样才能更好地改善患者的就诊体验,避免潜在的医患纠纷。

案例8

患者张某,男,13岁。因突然发烧到某医院就诊,医生检查体温39℃,咽红,化验白细胞1.8×10^9/L,中性粒细胞百分比0.5,医生按感冒处理。3天后患者未退烧再来就诊,化验发现血常规中有极少数未成熟细胞,于是医生嘱患者行骨髓检查,患者家长询问医生,医生未回答。在家长的要求及追问下,医生才说:"不说吧你们老问,还埋怨医生态度不好;说了怕你们又接受不了,我们考虑是白血病。"听后,家长惊恐不安,精神状况不好。

伦理分析:本案例涉及如何向患者以及家属告知疾病相关的不良消息,提出了以下伦理问题。

家长有无了解化验结果的权利?医生是否应告诉患者和家长上述情况?医生怎样做才是道德的选择?

1. 患儿的父母有权利了解化验结果,这是作为监护人的基本知情权利,无论从尊重患者的权利还是治疗的需要,医生都必须告知病人和家长有关疾病的信息。

2. 当遇到不良信息时,传统习惯中不重视患者的知情权,医务工作者对一些患恶性疾病的患者往往进行隐瞒,或者应家属要求,千方百计避免患者知晓。但随着社会的发展以及患者权利意识的增强,现在人们越来越发现这种制度的局限性,例如剥夺知情权,增加患者的猜忌和不安,影响患者对医护人员的信任,增加了患者家属的心理压力等。在今天,患者的知情权是最重要的原则,它要求医师必须告知患者病情,但可以采取温和的、更有技巧的告知方式。

3. 从医生言行后果看,将有关化验结果以这种简单粗暴的方式透露给家长,致使家长惊恐不安、精神上受到刺激,非常不妥当。正确的做法是将白血病的可能性主动告知家长,但注意采用较为委婉的方式。一方面,白血病是一种严重的疾病,但另一方面,在目前医疗条件下,白血病并非不治之症,某些特定类型的白血病经过治疗生存率已经达到了95%以上;而且国家已经对于儿童白血病的医疗报销进行了大幅度的改革,大大减轻了患者家庭的经济负担。因此,医生应当在告知病情的同时也告知这些治疗相关信息,鼓舞患者及其家属的精神和信心,让其积极对待,配合医生作进一步检查治疗。

案例9

患者李某某,女,9岁。因急性化脓性扁桃体炎收入某院儿科病房,当时高烧39.5℃,经静脉点滴青霉素后,次日体温下降,第4日体温正常。该科某研究生为完成研究课题,需做正常儿童的神经系统电生理检查(无创性),故选此儿童为受试者。受试后次日,家属探视时发现患儿头顶部皮肤有3个约2mm直径的圆形丘疹样红斑,了解事情经过后对医生提出异议。家属认为此做法不但违法,而且也是缺乏医德的表现,而医务人员不同意家属看法,因此引起了争执。

伦理分析:家属的意见是正确的,理由如下。

1. 患者及家属对人体临床研究有知情同意的权利,这是《赫尔辛基宣言》所确认的,本例做法违反了这一原则。虽然神经系统电生理检查是无创性检查,但由于没有事先取得家属的知情同意,尽管头部皮肤有圆形丘疹样红斑未必是由检查造成的损伤,但医生在做神经电生理检查之前既未对其进行必要的解释说明,也未征得患者家属同意,因此家属对此提出异议属正常诉求。

2. 9岁孩子是未成年人,对未成年人所实施的任何检查都应征得其监护人的同意,否则就是侵犯了未成年人的正当权益。本案例中研究生不经知情同意就用未成年人做实验,严重违反了医学伦理。未成年人是医学伦理中格外保护的群体,这种做法应当由医院承担责任,严肃追求责任人,其指导者应当对该研究生进行严厉的惩罚和训戒。其所作实验和研究也可能受到巨大影响。伦理是医学研究的红线,不得触碰,一旦有违反伦理的事件发生,不仅会影响整个实验,甚至可能影响研究者终生的命运,所有医疗临床和研究中的人员都不可不慎。

案例10

患者崔某,女,12岁。患者在一次车祸中脑部受重伤,入院3天后,医生告诉患者的家属,患者已处于脑死亡状态,不能康复了,等于事实上的死亡,并建议撤掉呼吸机。但是患者父母不愿意承认这一事实,因为他们看到女儿在呼吸机的帮助下是可以呼吸的,并能感受到女儿的脉搏,所以坚决不同意医生撤掉呼吸机。

伦理分析:

1. 脑死亡作为比心肺死亡更为科学的死亡标准,在美国等国家已被承认,它的含义是脑的不可逆昏迷,其判断标准为没有感受性和反应性、没有自主运动和呼吸、没有诱导反射、脑电图示脑电波平直,而且24h之内反复测定结果无变化,并除外低体温(32.2℃以下)或服用大量中枢抑制剂,便可确定为脑死亡。

2. 我国虽然也有承认脑死亡的少数先例,但是脑死亡的观念还未被广泛接受,因此父母的反应是可以理解的。

3. 医生在给患者父母讲清脑死亡的概念之后,不可强求他们在短时间内同意撤掉呼吸机,可再经过一段时间的等待,待他们思想上能接受之后再继续沟通处理方案。

(何爱丽)

第三节　传染病科

案例1

患者王某,女,26岁,因婚前体检来某三甲医院门诊抽血化验。化验结果提示HIV抗体阳性,后经门诊医师将样本送至当地疾控中心复检,确认其血样HIV抗体为阳性。医生告知王某为艾滋病感染者,并向其介绍了艾滋病的传播途径以及治疗方法。同时,医生向王某解释了《传染病防治法》的要求,要将艾滋病病例报告给当地疾控中心,并指出她的男朋友也需要行相关检查。王某当即恳请医生不要将她的疾病上报以及告诉她的男朋友,否则就会毁了她的名誉和婚事。

伦理分析：本案例涉及两个问题。

第一，王某恳请医生不要把她的病例上报当地疾控中心，医生该怎么办？

按照《传染病防治法》第3条的规定，艾滋病为乙类传染病，医疗机构必须按照规定时间上报监管部门。因此医生应该耐心向患者讲明国家的政策法规，让患者从内心及情感上接受将其病例上报给当地疾控中心的做法。

第二，医生该不该把王某的病情告知其男朋友？

按照2019年3月2日再次修订的《艾滋病防治条例》第38条规定，艾滋病病毒感染者和艾滋病患者应当履行下列义务：①接受疾病预防控制机构或者出入境检验检疫机构的流行病学调查和指导；②将感染或者发病的事实及时告知与其有性关系者；③就医时，将感染或者发病的事实如实告知接诊医生；④采取必要的防护措施，防止感染他人。艾滋病病毒感染者和艾滋病病人不得以任何方式故意传播艾滋病。第39条规定，疾病预防控制机构和出入境检验检疫机构进行艾滋病流行病学调查时，被调查单位和个人应当如实提供有关情况。未经本人或者其监护人同意，任何单位或者个人不得公开艾滋病病毒感染者、艾滋病患者及其家属的姓名、住址、工作单位、肖像、病史资料以及其他可能推断出其具体身份的信息。

由此可见，医生在将王某患有艾滋感染的信息告诉其本人的同时，并没有权利告知其男朋友，但应当告知王某本人有义务将自己患病的实情告知其男朋友。

案例2

患者刘某某，女，46岁。因胸闷、气短前往心血管内科住院治疗，其间出现发热、反复咳嗽，请呼吸内科及感染科会诊，行相关检查后确诊为甲型流感。此时，主管医生要求刘某某转至感染科接受隔离并进行治疗。刘某某拒绝医生的建议，坚持要继续住在当前的三人间，并声称只要戴口罩且不告知同病房患者即可，如果采取隔离将侵犯她的个人自由权利。

伦理分析：本案例涉及的医学伦理问题为当个人自由与权利与公共利益相冲突时如何处置的问题。我们必须承认个体享有自由的权利，但对传染病患者进行隔离，是出于对患者行为相关后果（可能威胁其他个体健康）的考量，换言之，必要时对个体患者实施隔离，是在个体自由权与公共利益发生冲突时依法、依程序做出的决定，是保护公共利益的合理举措，防止出现损害他人健康利益的后果。

按照《传染病防治法》规定，甲型流感属于丙类传染病，医疗机构发现乙类或者丙类传染病病人，应当根据病情采取必要的治疗和控制传播措施。刘某某所住病房为三人间，若不进行隔离，极有可能造成甲型流感在病房内的传播，对其他患者甚至社会公众造成健康威胁，违背了医德基本原则中的不伤害原则以及有利原则。由此可见，医务人员对其进行隔离的行为是完全合理合法的。主管医生应当对刘某某进行适当的传染病知识科普及疾病教育，继续劝说其转至感染科隔离治疗，并对病房进行定期消毒，并嘱托住院部其他患者戴口罩、勤洗手，以避免甲型流感造成传播。

但与此同时，医务工作者仍需关注被隔离者的心理问题。首先，为被隔离者提供必要和充分的医疗、生活设施及人文关怀；其次，还应注意最大程度地保护被隔离者隐私，在其还未转科或转院之前，不应在病区内散播其罹患甲流的消息，以免引起周围民众对其产生歧视甚至不必要的恐慌。

案例3

患者马某，男，35岁，未婚，外来务工人员。因"乏力、食欲缺乏1月余，尿黄3天"入院。既往HBV携带者，有HBV家族史（母亲及姐姐有"乙肝"）。就诊后完善检查，化验肝功能：ALT/AST 325/255IU/L，总胆红素／直接胆红素29.5/10.8μmol/L，HBV病毒标志物：HBsAg 986IU/mL、HBeAg（+）、HBcAb（+），HBV-DNA 1.8×10^6拷贝/ml，超声提示肝组织光点增粗，脾轻度肿大，综上医生认为符合抗病毒治疗指征，向患者及家属说明病情，建议抗病毒治疗。患者家庭经济情况一般，担心无力担负抗病毒治疗方案的费用，同时也害怕单位领导或女朋友得知病情后影响自己的工作及感情，治疗过程中欠配合。

伦理分析：此类案例涉及一个重要的伦理问题，即为患者保密原则及不伤害原则。为患者保密是一个古老而常新的医德要求，从《希波克拉底誓词》的"凡我所见所闻，无论有无业务关系，我认为应守秘密者，我愿保守秘密"，到现代《医学伦理学日内瓦协议法》的"凡是信托于我的秘密我均予以尊重"，都把为患者保密视为一条极其重要的医德规范。此患者害怕单位领导或女朋友得知病情后影响自己的工作及感情，其实就是担心医生不能对患者的病情保密。但另一方面，因为乙型肝炎患病者可以通过体液传播，所以对于与其密切接触的家人及女朋友，患者有义务及责任告知他们，做好防护，以免感染，即不伤害原则。

此案例中该男性作为一名来自农村的普通劳动者，家庭经济及卫生资源均处于相对匮乏地带，面临着长期接受治疗的可能，不仅身体上、经济上承受着疾病带来的痛苦，而且在心理上也承受着巨大压力。因而作为医务工作者，应当从健康教育、提高素质及业务水平以及对患者进行有效心理疏导等方面进行加强，尤为重要的是应当积极宣传科普知识，减少对于乙肝的不正确认识，减少社会上对乙肝患者的非理性歧视。

案例 4

一位 40 岁的李先生在骑电动车时不慎摔伤，120 急救车将其送到某市一家医院进行救治需要行清创手术，医院给其做了艾滋病、梅毒检查。李先生认为，自己只是受了点外伤，医院却给他做了与伤势无关的艾滋病、梅毒等检查，"打死我，我也想不通。"而医方则强调说，艾滋病、梅毒会通过血液传播，手术前检查，是为医疗安全着想。另外，如果检查到患者感染有艾滋病、梅毒等要及时上报。如果我们不检查、不上报，这些携带病毒的患者，很可能感染他人，这是医院对社会不负责任的表现。同时，医院也认为，如果术前不进行"四项检测"而术后患者发现自己感染了艾滋病、梅毒等病毒，就可能将责任归咎于医院，从而给医院带来不利影响。

伦理分析：在该案例中，医患双方各执一词。就患方来说，"四项检测"尤其是艾滋病，只有"高危人群"才有可能感染，让每一位患者做这些检测有"滥检查"、增加医疗收费之嫌，是将每一位患者当作了疑似病人，甚至有患者认为"这是人格侮辱"。而就医方来说，术前感染项目检测是一项制度，《传染病防治法》第7条及第12条规定："医疗机构承担与医疗救治有关的传染病防治工作和责任区域内的传染病预防工作"；"在中华人民共和国领域内的一切单位和个人，必须接受疾病预防控制机构、医疗机构有关传染病的调查、检验、采集样本、隔离治疗等预防、控制措施。"该患者有外伤史，有感染传染病的可能，况且患者要行清创手术治疗，因此医院有责任进行传染病的相关检验。

然而问题在于：其一，医院有无强制患者接受"四项检测"的权利？其二，强制性检测的费用是否由患者负担？按照我国《艾滋病防治条例》第23条规定："国家实行艾滋病自愿咨询和自愿检测制度。"患者拥有对临床医疗检查项目知情同意的权利。这就要求医务人员在进行"四项检测"时，应当履行告知的义务，将检测的具体项目、必要性、不检测的风险、大概费用等向患者说明。这不仅有助于获得患者的合作与支持，更重要的是对患者自主权的尊重。作为患者也有积极配合诊疗的法律和道德义务，有责任协助医务人员为其他患者及医务人员提供健康的诊疗环境并促进自身及他人的健康。

但是就临床工作而言，一切诊疗项目都应当以患者疾病的诊治为目的，而将艾滋病等检测作为术前常规检测项目，对不少患者而言显然已超出了疾病诊疗之需要，更多地是为了疾病防控之目的。因此，为了鼓励患者积极配合艾滋病等传染疾病检测，促进全民健康，国家应当给予政策支持，实施免费或补偿检测，而不应当由患者或医疗机构完全承担。我国虽然已于 2004 年出台了《艾滋病免费自愿咨询检测管理办法（试行）》，且明确规定对于自愿到各级疾病预防控制机构和各级卫生行政部门选定的医疗等机构接受艾滋病咨询检测的人员实行免费咨询检测工作。此类免费咨询检测目前仅仅限于以上特定机构且必须为自愿接受咨询检测者，而对于到普通医疗机构和非主动自愿咨询检测者并不免费。因此，为了避免因检查费用产生纠纷，原则上应当在开具检查前征得患方及其家属的同意，即医生有告知义务，患者的知情权利要得到保护。

案例 5

刘某因为会阴部赘生物到某医学院附属医院门诊就诊，但她没想到，在进行"体检"时自己竟被当成了教学标本。为此，羞辱难当的刘某以医院及当事医师侵犯了自己的隐私权为由把医院告上了法庭。据刘某介绍，当天下午，她到医院传染病科就诊，告诉医生自己会阴部长了东西，担心是某种传染病，一名女医师让其进了检查室。约半分钟后，医师推门而入，接着对外面的人说："你们都进来。"随后进来了 10 多个穿白大褂的男女青年。

"我当时脱下了裤子就站在那里，一下子面对这么多人，难堪得要命。稍微镇静些后，我要求让这些人出去，而医师说没什么，他们都是见习生，并让我配合。接着医师一边指着我的身体，一边向见习生介绍各部位的名称和特征。我脑中一片空白，只能把脸扭向一边忍受着一切。"刘某告诉记者。第二天，气愤难平的她找到当事医师，问进来那么多人为什么不先给她打招呼。医师回答：没必要。而另一位医师干脆对她说，在医院就没有隐私权。官司一起，该医院在门诊大厅的显著位置挂出《告患者书》，写明了该医院是医学院的临床教学基地，来此就诊的患者应该配合，医务人员将恪守医学伦理道德，对患者疾病和个人隐私严格保密。结果，一纸《告患者书》引来一片拒绝声，患者纷纷对这种教学方式说"不"。经历这次波折后，医院发出了一份建议书，书中写道："作为临床教学医院，医师带教是医学教育不可分割的部分，也是临床教学的唯一途径，更是教学大纲的明文规定。如果教学医院必须先征得患者同意方可示教，医学院的见习生、实习生都会被患者拒之门外，医学教育事业如何发展？"

伦理分析：

根据我国《宪法》《民法典》《消费者权益保护法》《医疗事故处理条例》以及一些医疗操作规范等有关规定，患者有生命健康权、人格尊严权、公平医疗权、知情同意权、隐私保护权等权利。患者有积极配合治疗，理解和尊重医务人员的劳动，及时缴纳诊疗护理费用以及支持医学科学研究和医学教育等义务。

本案例中涉及的是患者的知情同意权、隐私保护权和支持医学教育的义务。

在临床示教中，当权利和义务出现冲突时，医务人员应当充分权衡后再做出决定。因此，该案例中，当患者找到当事医师，问为什么进行临床示教而不事先给她打招呼时，医师回答说"没必要"，而另一位医师说"在医院就没有隐私权"，都是完全错误的。当尊重患者的"知情同意权""隐私权"和患者"支持医学教育"的义务出现冲突的时候，我们应该首先尊重其知情权和隐私权要求，通过明确的、详细的知情同意后，才能开展示教。案例中的做法未经告知患者便直接进行示教活动，已经侵犯了患者的知情权和隐私权，应当针对患者所受到的精神损害进行赔偿，并马上改正这些错误的观念和做法。

（何爱丽）

第四节　皮肤性病科

案例 1

某日下午，一名 62 岁老伯在家人陪同下前往某医院皮肤科门诊就诊。经门诊医生诊断，老伯患有白癜风，随后门诊医生给老伯开具了激素类药物，但因老伯同时患有活动性消化溃疡，不能长期服用激素类药物，否则会出现溃疡穿孔出血，有生命危险，于是患者及其家人提出更换药物，希望使用自身免疫抑制剂治疗。可门诊医生却直接拒绝，并声称该医院无此类药物。老伯无奈，只得走出诊室。正在此时，一名中年男性进入诊室，门诊医生立马起身说："领导好！"该男子恰好也患有白癜风，可门诊医生却给其开具了自身免疫抑制剂。这一行为引起了老伯及其家人的不满，于是投诉该门诊医生。

伦理分析：门诊医生对普通患者声称医院无某药物却给某领导开了该药物，这种对不同的患者进行区别对待的行为违反了医学伦理基本原则中的公正原则。

医学伦理学原则之一的公正原则是指在基本医疗资源使用和分配上，每一个社会成员都应该有平等享受和使用的权利，并且对卫生资源的使用和分配也具有参与决定的权利。不论患者的年龄、性别、民族、职位如何，不论是在医疗资源分配、医患纠纷处理或者医务人员服务质量与服务态度等方面，医方都应该对患方一视同仁、平等对待。

医学公正原则主要体现医疗资源在微观和宏观分配的公正和医疗过程中医患之间交往的公平。涉及微观分配层面的，如医生开处方、使用珍稀维生仪器等，具体来说指在患者或受试者之间如何公平合理地分配利益和负担。涉及宏观分配层面的,如国家医疗资源及预算的分配、医疗保险政策的制定等。

在医疗资源的分配中,如果每个人所得到的资源都一样的话,那将会造成需求少的人得到超过他们需求的资源,而真正需求较多的人却得不到足够的资源。而因所谓公正原则,就是针对每个人不同的需求而公平地给予不同的资源,这个原则既能满足每个人需求,又能对资源做最有效率的分配,最适合作为资源分配的准则。但是在具体医疗实践中,个别医务人员显然忽略了这一原则的重要性,根据自己的喜好或者价值取向,患者及其家属的权力大小、亲疏关系等因素区别对待患者。这些现象不仅客观上造成医疗资源分配失衡,甚至一定程度的医疗资源浪费,还直接导致了医患关系的紧张。当患者意识到自己受到不公正的待遇,自然而然地对医院和医生产生不满情绪,这种情绪催化了医患矛盾的产生,进一步加剧了医患之间的不和谐关系。

本案例中,该门诊医生的做法是典型的医务人员医德医风失范的表现,实质是公正原则在临床实践中的缺失。医务人员公正的对待患者,可以减少患者因就医压力而导致的对医务人员的不信任,有助于医患纠纷的减少,能够切实尊重医患双方权利的平等,实现医患关系的和谐发展。因此,根据医学伦理学的公正原则需要对医疗机构和医务人员提出如下具体要求:①公正地分配医疗卫生资源,尽量保证病人平等地享有基本的医疗和护理权利;②公正地保障诊治质量和服务态度,平等地对待患者,尤其是给予精神障碍、残疾、老年、儿童等弱势群体患者更多的医学关怀和关注;③公正地处理医患纠纷、医护差错事故,在工作中应该坚持实事求是的同时兼顾各个方面的利益。

案例2

某日上午,李小姐因会阴部不适,遂前往本市某医院皮肤性病科门诊挂号就诊,接诊的是一位男性医生。在简单询问病史之后,该男性医生对李小姐进行体格检查时,嘱患者平卧于检查床上,暴露会阴部。但在整个体格检查的过程中,该男性医生并未拉上检查床旁的布帘,此时诊室内同时还有其他男性患者在场。李小姐认为自己的隐私权受到了侵犯,遂投诉该男性医生。

伦理分析:在该案例中,该男医生在对患者进行体格检查的过程中未拉上窗帘,这一行为违反了医学伦理基本原则中的尊重原则,具体而言是违反了尊重患者隐私这一原则。

尊重原则包括尊重患者的生命和生命价值,尊重患者的人格,尊重患者的隐私权,以及尊重患者的自主权五个方面。尊重患者的隐私权是使患者的个人隐私得到保护、不受他人包括医护人员侵犯的权利。其主要内容包括两个方面:①个人的私密性信息不被泄露。在医疗范畴中指掌握记录的人即医务人员,未获得信息主体即患者的同意前,不得将信息透露出去,更不得作歪曲的透露,此时尊重患者的隐私与保密性质相同;②身体与其他人保持一定的距离,不被随意观察。在这个意义上,隐私是一个人对自己身体和精神保持独立性的享有,也是反映了人的自我意识。

在一个社会中,如果没有任何隐私,这个社会就没有尊重、信任、友谊、爱情,也就不可能有长远的安定团结。所以,任何文化都不允许侵入私人领域,虽然私人领域的范围随不同的文化而异,但个人的身体、思想、感情总是占据其中非常重要的部分。因此,在临床工作中,医务人员保护病人的隐私,对培养和建立相互尊重、相互信任的健全的医患关系十分重要。一旦医务人员缺失对患者隐私的尊重,也就失去了对患者应有的关怀和重视转而变得粗枝大叶、盲目乐观、习惯性思维、过分相信自己,对医疗伤害没有防范或防范不足。这些主观上的转变是许多医疗过失、医疗差错和医疗事故发生的内在条件,也是许多医患纠纷产生的直接原因。

本案例中,男医生在对患者进行体格检查的过程中未拉上窗帘这一明显的错误行为是医学人文关怀的缺失,其实质反映了部分医务人员对保护患者隐私的轻视,提示了当前我国临床工作者的伦理教育依然不够完善。

按照医学伦理学的要求,在具体的医患沟通中,医务人员应该给予患者充足的尊重和重视,时常设身处地,将心比心,无论多么小的细节都应该被注意到。此外在体格检查的过程中,医生还应遵守以下的伦理要求:①对患者进行全面系统、认真细致的检查;②对患者关心体贴,减少体格检查过程中可能对患者造成的痛苦;③尊重患者,端正态度、心正无私。具体要求为:在检查异性、畸形患者时,态度要庄重。男医生给女患者进行妇科检查时,应有护士或第三者在场。对于不合作或拒绝检查的患者不要勉强,待做好思想工作后再查。

对于医生来说，在工作中应该时刻坚持医学伦理道德观，注重自身医德医风的修养。尊重患者的隐私权不仅仅体现在体格检查上，还应落实在整个医疗过程的方方面面。首先，在为患者进行治疗护理或医患沟通时，避免不相干的人员在场；在医学教学活动中，先征得患者或其家属的同意；在学术报告或者病案交流过程中，避免使用患者真实姓名。其次，医生应该加强对我国现有医疗法律法规的学习，注重维护患者的权益，尤其是保护患者的隐私权。积极运用有关法律知识为患者营造一个专业化、科学化、人性化的就医环境。

案例3

张阿姨因患带状疱疹，在本市某医院皮肤科接受住院治疗。在治疗过程中，张阿姨对住院医师开具的一系列临床检查提出疑问，要求医生对各种检查项目的目的一一做出解释，可医生以事务繁忙为由推脱，并未给张阿姨满意的答案。张阿姨只好先按照医生开具的检查单一项一项去检查，一段时间后，在张阿姨的积极配合和医生的诊治下，其带状疱疹痊愈。可就在张阿姨出院后，住院医师才发现，一些知情同意书还没有患者张阿姨的签字，遂该住院医师模仿张阿姨的字体，私自在患者签名处签字。

伦理分析：该住院医师没有解答并找理由推脱患者提出的关于临床检查的疑问，这是不尊重患者的知情同意权的表现；在患者出院后仿造患者知情同意书是违反了医疗文书规范的准则。

知情同意权是指行为人在社会行为中特别是民事行为中，要求对对方信息的了解和知悉程度应与对方对自己的了解和知悉程度相对称，并在此基础上选择是否同意对方行为的权利。在临床诊疗的过程中，患者的知情同意权包括知情和同意两个方面。其中知情是指患者有知悉自己的病情、治疗措施、医疗风险、医院和医生的基本情况、医生技术水平、医疗费用、有关医疗信息等问题的权利；同意是指手术患者、接受特殊检查及特殊治疗的病人有知悉自己病情、检查手段、治疗措施、医疗风险并进行自主选择表示同意或不同意手术、检查或治疗方案的权利。

在临床实践中，运用知情同意原则使者或受试者能够获得并充分理解医疗信息，从而促进患者或受试者在不受其他人不正当的影响或强迫的情况下做出自由的同意，并以此保护病人或受试者避免伤害、不公正以及剥削等情况。此外，本原则鼓励医务人员对病人和受试者负责的行为。在沟通过程中贯彻知情同意原则，从患者的角度出发，对患者的身体疾病和精神痛楚进行帮助，尊重患者，体现充分的人文关怀，有助于拉近医患双方的距离，促进医患关系的和谐，是避免医患纠纷的重要途径。

我国对患者的知情同意权的保障体现在多项相关法规中，如《侵权责任法》第55条规定："医务人员在诊疗活动中应当向患者说明病情和医疗措施。需要实施手术、特殊检查、特殊治疗的，医务人员应当及时向患者说明医疗风险、替代医疗方案等情况，并取得其书面同意；不宜向患者说明的，应当向患者的近亲属说明，并取得其书面同意。"《医疗机构管理条例》第62条规定："医疗机构应当尊重患者对自己的病情、诊断、治疗的知情权利。在实施手术、特殊检查、特殊治疗时，应当向患者作必要的解释。"《医疗事故处理条例》第11条规定："在医疗活动中，医疗机构及其医务人员应当将患者的病情、医疗措施、医疗风险等如实告知患者，及时解答其咨询。"然而在本次事件中，该住院医师不仅未能遵守义务向患者解释其所接受的检查的目的，甚至在该患者出院后模仿患者笔迹自行签署患者知情同意书，严重违反了相关法律法规的知情同意原则。

在医疗行为中，由于医患双方信息通常呈现不对称性，为了协调这种不对称性，医务人员需要遵守的行为规范包括：尊重科学、规范行医、重视人文、严格报告、救死扶伤、严格权限、规范试验、规范文书等八个方面。其中对规范文书的具体要求是：医师应认真执行医疗文书书写与管理制度，规范书写、妥善保存病历材料，不隐匿、伪造或违规涂改、销毁医学文书及有关材料，不违规签署医学证明文件。

案例4

某日下午，一患者因"全身红斑瘙痒，发热伴寒战"被路人送至本市某医院皮肤科急诊。经简单询问病史及体格检查后，急诊皮肤科医生诊断其为重症药疹，准备予以住院治疗。但因该患者为外地来沪务工人员，身边再无亲戚朋友，患者本人处于高热昏迷状态，无法自主办理或由亲友代为办理入院手续。该医院皮肤科经快速商讨后决定，可以在制度通融的范围内，为这位重症药疹的病人办理紧急欠费住院手续，先以治疗患者的病情，挽救其生命为主要原则。随后在该医院皮肤科的积极救助下，该患者病愈出院，并补足了住院费用。

伦理分析：该医院皮肤科在明知病人可能无力支付医药费的情况下，先收住病人入院，对其进行积极治疗，是尊重患者生命权的表现。

尊重人的生命首先要尽力救治患者，维护其生命的存在，这是对生命神圣性的尊重。其次，要通过良好的医疗照护提高患者的生命质量，以维护病人的生命价值。尊重人的生命及其生命价值是医学人道主义最根本的要求，也是医德的基础。

《医疗机构管理条例》最早对紧急情况下无法取得患者意见又无家属或者关系人在场时的紧急救治措施进行规定。随后，《执业医师法》第24条也强调医师有紧急救治患者的义务。《侵权责任法》在此基础上，对患者知情同意权以及紧急救治情形做出具体规定，其中第56条规定："因抢救生命垂危的患者等紧急情况，不能取得患者或者其近亲属意见的，经医疗机构负责人或者授权的负责人批准，可以立即实施相应的医疗措施。"

在本案例中，医疗机构将患者生命健康作为首要考虑因素，果断决定先为患者提供救治，而患者最终痊愈出院并补齐了医疗费用，最终医疗机构以及患者都收获了皆大欢喜的圆满结局。但在多数情况下，医疗机构以及医生在未取得患者或患者家属同意的情况下对患者实施治疗时常常要面临官司和医药费用无人负担两大问题。鼓励医生救死扶伤，医疗机构体现责任担当的同时，如何协调患者生命权、健康权与知情同意权的冲突仍然是社会医学和医学伦理学中需要讨论的问题。

医学伦理的基本原则有如下几点。①尊重原则：医务人员要尊重患者及其作出的理性决定的同时不能放弃自己的责任，必须处理好患者与医生之间的关系。当患者充分了解和理解了自己病情的信息后，患者的选择和医生的建议往往是一致的。当患者的自主选择有可能危及其生命时，医生应积极劝导患者做出最佳选择。当患者（或家属）的自主选择与他人或社会的利益发生冲突时，医生既要履行对他人、社会的责任，也要使患者的损失降低到最低限度。②不伤害原则：在诊治过程中不使患者的身心受到损伤，这是医务工作者应遵循的基本原则。一般来说，凡是医疗上必需的，属于医疗的适应证，所实施的诊治手段是符合不伤害原则的。相反，如果诊治手段对病人是无益的、不必要的或者禁忌的，而有意或无意的强迫实施，使患者受到伤害，就违背了不伤害原则。③有利原则：医务人员的诊治行为以保护患者的利益、促进健康、增进其幸福为目的。有利原则要求医务人员的行为对病人确有助益，必须符合以下条件：患者的确患有疾病；医务人员的行动与解除患者的疾苦有关；医务人员的行动可能解除患者的疾苦；患者受益不会给别人带来太大的损害。④公正原则：社会上的每一个人都具有平等合理享受卫生资源或享有公平分配的权利，享有参与卫生资源的分配和使用的权利。在医疗实践中，公正不仅指形式上的公正，更强调公正的内容。如在稀有卫生资源的分配上，必须以每个人的实际需要、能力和对社会的贡献为依据。

案例5

某日上午，张阿姨在家人的陪伴下来到本地某医院皮肤科门诊就诊，在门诊医生的仔细询问病史和体格检查后，张阿姨被诊断为银屑病。正巧该医院正在进行一项关于银屑病新型治疗药物的临床试验，该门诊医生在对张阿姨进行评估后，欲将张阿姨纳入试验组。可该门诊医生担心给张阿姨解释这种药物尚处于临床试验阶段后会引起不满并拒绝入组。故该门诊医生没有给张阿姨做过多解释，只说这种药是治疗银屑病的常规药物，让张阿姨带回去好好吃药，有什么不适再来复诊，并给张阿姨发放了该医院皮肤科参与研发的银屑病新型治疗药物。

伦理分析：本案例违反了规范试验这一行为规范，具体而言是违背了医学伦理学尊重原则中的知情同意权。

临床试验和常规临床诊疗的本质是不同的，临床试验重在关注未注册上市的药物或医疗器械的有效性和安全性，而常规临床诊疗是专为治愈患者病情而进行的。受试者参与临床试验通常需要承担一定的风险，因此患者是否要成为某项临床试验的受试者必须是完全自愿的。尊重受试者本人的意愿是参加临床试验的基本前提。在临床试验中，"知情同意"是指研究人员有义务在向受试者告知临床试验的各方面情况后，征询受试者意愿，确认受试者是否自愿参加该项临床试验的过程，并以签名和注明日期的知情同意书作为证明文件。我国《涉及人的生物医学研究伦理审查办法》（2016）第4章第32条规定："项目研究者开展研究，应当获得受试者自愿签署的知情同意书；受试者不能以书面方式表示同意时，项目研究者应当获得其口头知情同意,并提交过程记录和证明材料。"研究者应将研究项目对受试者进行充分解释和告知,得到受试者理解并同意,以恰当的形式(录音、录像、手印等)获取受试者表示同意的证明材料,这一过程是为保护受试者知情同意权的正当程序,是为了最大程度保护受试者的权益,同时也是规范试验的重要环节。

在临床试验过程中一旦存在没有充分告知必要信息,受试者知情不充分、在签署过程中违反药物临床试验质量管理规范、有悖伦理等问题则容易使受试者对参加的临床科研项目没有客观和全面的认识,从而出现两种极端的认知误区。第一种是有的受试者为了得到免费检查、治疗等眼前利益或盲目信任所谓的"疗效好",一味地认为研究中使用的治疗方法是适合自己的,对研究者采取完全信任和依赖的态度。第二种则认为自己是临床科研项目的试验品,对治疗措施是否有效存在一定的顾虑和恐惧感,担心自己参与临床研究后会危害自身的健康,对病情控制有害无益,更有可能因参与临床研究而错过了最佳的治疗时机从而导致知情同意难以顺利进行。这些不正确的认知直接影响了受试者的依从性,试验数据的真实性以及最终的实验结果,甚至会产生严重的医患纠纷。

该医院皮肤科门诊医生在没有征求患者同意,没有向患者说明药物的风险性有效性以及临床试验过程的相关事项,没有签署知情同意书这一系列行为均体现出该医生没有尊重患者在临床试验中享有的知情同意权。临床试验,有其程序化的操作规范,该医生显然未能遵循规范试验的原则。在临床中遵守规范试验原则要求医师严格遵守药物和医疗技术临床试验有关规定,在进行试验性临床医疗活动时,充分保障患者本人或其家属的知情同意权。医师要本着对患者不伤害、有利、尊重和数据公正评价的原则,坚守医学伦理,在患方充分知情并同意条件下,按照已确定的临床试验方案进行临床试验,规避试验性医疗的风险。

医务人员的行为规范包括:尊重科学、规范行医、重视人文、规范文书、严格报告、救死扶伤、严格权限、规范试验等八项原则。在本案例中,医生未能遵循规范试验这一准则。

案例6

本市某医院皮肤科门诊人满为患,某日下午一名患儿在其母亲的陪同下前来就诊。接诊医生进行病史询问后,对患儿进行了体格检查,之后医生诊断该名患儿为手足口病。随后,另一患儿因面部瘙痒脱屑前来就诊,该门诊医生在接诊完前一位患儿没有进行洗手消毒的情况下,直接接触了第二位患儿。四天后,第二位患儿发生了发热、乏力,手、足、口腔出现疱疹并再次前来就诊,经诊断,该患儿为手足口病。

伦理分析:该医师在对患儿进行体格检查时,由于消毒观念不强,造成交叉感染,最后给患者造成了痛苦和伤害,这违背了伦理学基本原则中的不伤害原则。

医务人员的临床实践活动中的职业行为引起的伤害,是临床医学实践的伴生物,是临床实践中客观存在的现象,主要包括技术性伤害、行为性伤害和经济性伤害。不伤害原则是指医务人员诊疗实践活动中的执业行为要避免给患者及其家属造成了身体和精神上的痛苦和损害。本案例中,由于医生不当的职业行为造成了患者身体上的伤害,属于对患者造成了行为性伤害。

伤害在临床诊治中是客观存在的现象。现代多种医疗手段一旦实施,其影响和效果往往是双重的。即使是医疗上必须且的确达到预期目的的治疗手段,也可能伴随着一些消极的后果。面对医疗伤害带来的必然性,如果医生专业素质和医德修养水平低下就会给患者造成原本可以避免的风险或可以减轻的伤害。

医师对于这类伤害的发生具有不可推卸的责任。而不伤害原则的意义就在于强调医生对患者高度负责,保护患者健康和生命的理念,在临床实践中努力使患者免受不应有的伤害。

不伤害原则首先体现了对生命的尊重。生命至高无上的理念是临床医学科学发展的前提和基础,无论在何种情况下,医务人员都要始终坚持维护、保存和延长患者的生命。其次,不伤害原则有助于规范医疗人员的诊疗行为,要求医务人员通过内心的信念对自己的诊疗行为进行严格的规范和内心的反省实现自律。此外,不伤害原则在诊疗实践中的广泛运用,提高了医务人员的服务质量,增强了患者对医务人员的信任和配合,促进了医患关系的和谐发展。

医务人员一旦失去不伤害原则的约束,患者就有可能遭受各种有意伤害或责任伤害。有意伤害是指医生出于打击报复心理或增加收入等狭隘的目的,对患者极不负责任,拒绝必要的临床诊治或急诊抢救,拖延时间或对病人滥施无必要的治疗手段而直接造成的伤害。责任伤害除包括有意伤害外,还包括风险可知可控但未加以认真预测和控制,而任其出现的伤害。可以预见,缺失不伤害原则的医疗环境同时也失去了对患者的尊重和公正。

　　本案例中患儿交叉感染的发生，实质上就是因为该医生没有充分重视医学伦理的不伤害原则。判断医务人员在诊疗护理活动中是否遵守了不伤害原则以是否为医学伦理道德所接受为标准。首先，诊疗活动本身必须是出于对患者生命和健康有利的善意的目的；其次，医务人员诊疗行为是否符合医学科学的规律，能够为学界认可和接受；再次，对负面的影响是否有积极的应对措施，并有效地控制负面结果的发生；最后，在积极的结果与相反的结果之间，应有适当的平衡点，即积极的结果应多于相反的结果。

　　在具体临床实践中，为了减少那些违背不伤害原则的事件发生，预防产生对患者的不应有伤害或将伤害减少到最低限度，身为医务人员必须时刻自省，提醒自己做到以下内容：①不断培养自身为患者健康和利益着想的动机意向和意识，杜绝有意和责任伤害；②尽力提供最佳的诊治、护理手段，防范无意识但可能的的伤害，把不可避免但可控的伤害控制在最低限度，将对患者利益的保护控制在最大程度；③对有危险或有伤害的医护措施进行充分评估，选择利益大于危险或伤害的措施等。

（袁蕙芸）

参 考 文 献

[1] 邹和建，陈晓阳. 医学伦理学实践. 北京：人民卫生出版社，2014.

[2] 李振良，李红英. 临床医学实践案例伦理解析. 北京：人民卫生出版社，2016.

[3] 杜治政，许志伟. 医学伦理辞典. 郑州：郑州大学出版社，2003.

[4] 徐宗良，刘学礼，瞿晓敏. 生命伦理学理论与实践探索. 上海：上海人民出版社，2002.

[5] 施卫星. 临床知情同意准则确立的伦理和法律意义. 中国医院管理，1999，19（5）：21-23.

[6] 张步振，李铁军. 临床上落实病人知情同意权需要注意的问题. 西南国防医药，2004，14（1）：78-80.

[7] 陈发俊，樊嘉禄. 知情同意的临床实践存在的问题及对策. 医学与哲学，2003，24（1）：11-13.

[8] 薛满全，赵继顺. 临床医疗中知情同意的实践与思考. 医学与哲学，2008，29（9）：4-6.

[9] 王利明. 隐私权概念的再界定. 法学家，2012（1）：108-120.

[10] 杨立新. 人身权法论. 北京：人民法院出版社，2006.

[11] 最高人民法院侵权责任法研究小组.《中华人民共和国侵权责任法》条文理解与适用. 北京：人民法院出版社，2010.

[12] 刘永顺. 浅析肛肠科患者对暴露身体隐私部位的心理反应，中国城乡企业卫生，2014，（1）：27-29.

[13] 李冬. 侵权责任法之医疗损害责任三方解读. 北京：中国政法大学出版社，2015.

[14] 李庆功. 医疗知情同意理论与实践. 北京：人民卫生出版社，2011.

[15] 杨立新. 医疗损害责任法. 北京：法律出版社，2012.

[16] 穆冠群. 论英美法上的医疗特权：兼议保护性医疗措施在我国民法典侵权编中的构建. 政治与法律，2018，276（5）：29-45.

[17] 张吉喜. 强制医疗程序相关问题探析. 西南民族大学学报（人文社科版），2015，289（09）：98-103.

[18] 胡容容，章德林，王晓宁. 患者知情同意权与医方保护性医疗的冲突问题研究. 法制博览，2015（36）. 肠疾病电子杂志，2015（3）：342-343.

[19] 桂欣钰，杨晶，杨丹等. 中国本土舒缓医学的发展现状和前景. 医学与哲学，2016，37（12B）：83-87.

[20] 杨娟丽，陈璐，杨书芳等. 姑息治疗对晚期肿瘤患者疲乏及生活质量的影响. 中国老年学杂志，2013（04）：886-888.

[21] 马华，岳长红，瞿平等. 俄罗斯肿瘤晚期病人的姑息治疗对我国的启示. 中国医学伦理学，2017，30（9）：1107-1113.

[22] 睢素利，刘宇. 医疗决策困境之放弃治疗谁来做主. 中国医院院长，2014（3）：90-91.

[23] 睢素利. 医疗决策困境探讨：患者的治疗该由谁来决定放弃. 中华结直肠疾病电子杂志，2015（3）：342-343.

[24] （美）艾伦·M·霍恩布鲁姆，朱迪斯·L·纽曼，格雷戈里·J·多贝尔. 违童之愿. 丁立松，译. 上海：生活·读书·新知三联书店，2015.

[25] （美）罗纳德·蒙森. 干预与反思：医学伦理学基本问题. 林侠，译. 北京：首都师范大学出版社，2010.

[26] 汉斯·约纳斯. 技术、医学与伦理学. 张荣，译. 上海：上海译文出版社，2008.

[27] 恩格尔哈特. 生命伦理学基础. 范瑞平，译. 北京：北京大学出版社，2006.

[28] 陈元方，邱仁宗. 生物医学研究伦理学. 北京：中国协和医科大学出版社，2003.

[29] 张继宗. 死亡学. 北京：科学出版社，2018.

[30] 段德智. 死亡哲学. 武汉：湖北人民出版社，1996.

[31] 徐宗良. 面对死亡：死亡伦理. 上海：上海科技教育出版社，2011.

[32] 陈忠华. 脑死亡临床判定指南. 武汉：湖北科学技术出版社，2007.

[33] 李舜伟. 脑死亡: 理论与实践. 北京: 人民卫生出版社, 2007.

[34] 王明旭. 医学伦理学. 北京: 人民卫生出版社, 2010.

[35] 托马斯·内格尔. 人的问题. 万以, 译. 上海: 上海译文出版社, 2000.

[36] 孙福川, 王明旭. 医学伦理学. 4版. 北京: 人民卫生出版社, 2013.

[37] 王明旭. 医患关系学. 北京: 科学出版社, 2008.

[38] 马乐, 潘柏年, 陈宝英. 男性不育与辅助生殖技术. 北京: 人民卫生出版社, 2002.

[39] 孙慕义. 新生命伦理学. 南京: 东南大学出版社, 2003.

[40] 约翰·罗尔斯. 正义论. 何怀宏, 何包钢, 廖申白, 译. 北京: 中国社会科学出版社, 1987.

[41] 缪佳. 器官移植来源的伦理、法律和社会问题思考. 科学与社会, 2012, 2(2): 106-115.

[42] 吴洪艳. 体器官移植供体短缺心理因素的分析, 中国组织工程研究与临床康复, 2008, 12(18): 3519-3522.

[43] 王海艳. 活体器官移植的伦理审视. 贵州: 广西师范大学, 2010.

[44] 朱伟. 反对活体器官移植的伦理论证. 中国医学伦理学, 2006, 19(10): 7-10.

[45] 董鹤, 方玉婷, 王丹, 等. 国内外器官捐献现状与思考. 护理学报, 2017, 24(11): 23-26.

[46] 李恩昌, 徐玉梅. 社会主义核心价值体系与医学伦理学: 中国医学伦理学与生命伦理学发展研究之三. 中国医学伦理学, 2012, 25(3): 289-293.

[47] 关健. 基因组时代分子遗传学检测应用涉及的重要法律和伦理问题. 中国医学伦理学, 2018, 31(3): 273-277.

[48] 关健, 卞修武. 分子遗传学基因检测送检和咨询规范与伦理指导原则2018中国专家共识. 中华医学杂志, 2018, 98(28): 2225-2232.

[49] 王静. 中美患者隐私保护比较之思考. 世界最新医学信息文摘, 2016, 16(91): 163-164.

[50] 王洪强. 医院在新媒体时代保护患者隐私探析. 中国卫生产业, 2014, 17: 194-196.

[51] 余成普. 身体、文化与自我: 一项关于器官移植者自我认同的研究. 思想战线, 2014, 40(4): 62-68.

[52] 马力学. 耳鼻咽喉头颈外科: 医疗纠纷案例分析. 北京: 人民军医出版社, 2009.

[53] 兰礼吉. 八年制医学生医学伦理学案例教学析要. 医学与哲学, 2007, 28(5): 37-37.

[54] 张丹. 保护患者隐私与数据安全, 中国信息界(e医疗), 2013. (4): 26-28.

[55] ALBERT R J, MARK S, WILLIAM J W. Clinical ethics: a practice approach to ethical decision in clinical medicine. 7th ed. New York: McGraw-Hill, 2010.

[56] KÄLLÉN B1, FINNSTRÖM O, LINDAM A, et al. Cancer risk in children and young adults conceived by in vitro fertilization. Pediatrics, 2010, 126(2): 270-276.

[57] SANDIN S L, NYGREN K G, ILIADOU A, et al. Autism and mental retardation among offspring born after in vitro fertilization. JAMA, 2013, 310(1): 75-84.

[58] BOULET S L, KIRBY R S, REEFHUIS J, et al. Assisted reproductive technology and birth defects among liveborn infants in Florida, Massachusetts, and Michigan, 2000-2010. JAMA Pediatrics, 2016, 170(6).

[59] JAIN T, GRAINGER D A, BALL G D, et al. 30 years of data: impact of the United States in vitro fertilization data registry on advancing fertility care. Fertil Steril, 2019, 111(3): 477-488.

[60] SEPÚLVEDA C, MARLIN A, YOSHIDA T, et al. Palliative care: the World Health Organization's global perspective. J Pain Symptom Manage, 2002, 24: 91-96.

[61] LAFOLLETTE M C, MAZUR A. Stealing into print: fraud, plagiarism, and misconduct in scientific publishing. Publishing Research Quarterly, 1993, 9(2): 78-79.

[62] National Academy of Sciences. On Being a Scientist(3rd ed). Washington DC: National Academy Press, 2009.

[63] CLARKE A J. Managing the ethical challenges of next generation sequencing in genomic medicine. Br Med Bull. 2014, 111(1): 17-30.

[64] BORRY P, HOWARD HC, SÉNÉCAL K, et al. Health-related direct-to-consumer genetic testing: a review of companies' policies with regard to genetic testing in minors. Fam Cancer. 2010, 9: 51-59.

[65] HAEUSERMANN T, GRESHAKE B, BLASIMME A, et al. Open sharing of genomic data: Who does it and why? PLoS One. 2017, 12(5): e0177158.

[66] GUAN J, CHEN J. Translational Research and its Effects on Medicine in China. CMJ. 2011, 124(19): 3170-3175.

[67] REHDER C W, DAVID K L, HIRSCH B, et al. American College of Medical Genetics and Genomics: standards and guidelines for documenting suspected consanguinity as an incidental finding of genomic testing. Genetics in Medicine. 2013, 15: 150-152.

[68] GREEN R C, BERG J S, GRODY W W, et al. ACMG recommendations for reporting of incidental findings in clinical exome and genome sequencing. Genet Med. 2013, 7: 565-574.

[69] FELDMAN E A. The Genetic Information Nondiscrimination Act (GINA): public policy and medical practice in the age of personalized medicine.J Gen Intern Med. 2012, 7 (6): 743-746.

[70] SHEHATA J, KOOIJMAN E, IANUALE C. Ethical implications and legislative control of direct-to-consumer genetic testing in Europe. IJPH 2012, 9: 12-14.

[71] RAFIQ M, IANUALE C, RICCIARDI W, et al. Direct-to-consumer genetic testing: a systematic review of european guidelines, recommendations, and position statements. Genet Test Mol Biomarkers. 2015, 19 (10): 535-547.

[72] HAGA S B, BESKOW L M. Ethical, legal, and social implications of biobanks for genetics research. Adv Genet. 2008, 60: 505-544.

[73] DAWBER T R, KANNEL W B. The Framingham study, an epidemiologic approach to coronary heat diseas.Circulation. 1966, 34: 553-555.

[74] MINAMIKUMO M. Current status and future of biobanks. Policy Inst News. 2012, 36: 15-21.

[75] SCUDELLARI M. Biobank managers bemoan underuse of collected samples. Nat Med. 2013, 19: 253.

[76] NUSSBAUM J, MINAMI E, LAFLAMME M A, et al. Transplantation of undifferentiated murine embryonic stem cells in the heart: teratoma formation and immune response. FASEB J. 2007, 21: 1345-1357.

[77] MURRY CE, KELLER G. Differentiation of embryonic stem cells to clinically relevant populations: lessons from embryonic development. Cell. 2008, 132: 661-680.

[78] PROKHOROVA T A, HARKNESS L M, FRANDSEN U, et al. Teratoma formation by human embryonic stem cells is site dependent and enhanced by the presence of Matrigel. Stem Cells Dev.2009, 18: 47-54.

[79] LAFLAMME M A, GOLD J, XU C, et al. Formation of human myocardium in the rat heart from human embryonic stem cells. Am J Pathol. 2005, 167: 663-671.